*Monthly Book*

# Medical Rehabilitation

## 編集企画にあたって………

　がん患者の増加とがん治療の進歩により，がん生存者(がんサバイバー)の増加が社会的問題になって久しい．現代はすでにがんと共存する時代であり，がんを持ったまま生活し，また就労するのが当たり前になってきている．すでにがんの薬物治療は外来で行うことが一般的となり，外来通院できる移動機能がないと治療が継続できない現状となっている．また看取りの在宅移行も進んできており，介護負担の軽減のために患者の ADL の維持は非常に重要となる．さらに分子標的薬の上市により治療費は高額化し，がん患者は就労し治療費を稼ぐ必要がある．このため，がん患者の移動機能の維持向上はがん患者の生命予後をも左右することになる．このような現状を踏まえ，日本整形外科学会は 2018 年に「がんロコモ」を提唱し，がん患者の運動器管理と移動能力の維持向上の必要性について整形外科医を含めて社会に啓蒙を開始した．

　一方で 2006 年に成立したがん対策基本法により，がん対策基本推進計画が策定され，2010 年の診療報酬改定からがん患者リハビリテーション料が算定可能となり，リハビリテーション科医師やセラピストはがん患者に対する運動器管理やリハビリテーション治療の重要性についてすでに認識しており，実際に臨床現場でがんリハビリテーション治療を実施されている施設も多いと考えられる．また，近年，プレハビリテーションの考え方やサルコペニア合併例におけるがん治療成績の低下が問題視されており，がんリハビリテーション治療は重要ながん治療の 1 つとなっている．しかし，がんリハビリテーション治療の遂行にあたっては，様々なリスク管理が必要であり，多職種多診療科での対応が必要なことが多い．また整形外科や主診療科の理解不足などもあり，その普及には大きな困難があったと思われる．

　今回，日本整形外科学会が行った「がんロコモ」の啓蒙により，整形外科医ががんに関係する運動器の問題に適切に積極的に関わることの重要性を認識することにより，我々リハビリテーション科医師，セラピストにとっても安全ながんリハビリテーション治療の実施に大きな一助となると考えられる．特に骨転移によるリハビリテーション治療中の事故などは大きなリスクであり，安静度設定や骨転移治療を適切に行うことが必要である．

　これらの状況を踏まえて，本特集ではリハビリテーション科医師，セラピストのために，がんリハビリテーション診療時に必要な「がんロコモ」の知識を概説し，さらに主に運動器に関するリスク管理として四肢，脊椎の骨転移における対応や安静度設定，さらにがん手術時における対応や，運動療法時におけるがん薬物治療時の問題点について，その領域の専門家に解説いただいた．本特集が安全ながんリハビリテーション診療の一助になり，みなさまの診療に役立つようであれば幸いである．

2024 年 6 月
酒井良忠

JN022860

# Key Words Index

# Writers File

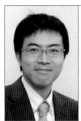

**今西淳悟**
（いまにし じゅんご）

| 2002 年 | 東京大学医学部医学科卒業 |
| | 同大学整形外科入局 |
| 2004 年 | 佐久市立国保浅間総合病院整形外科，医員 |
| 2006 年 | 東京大学医学部附属病院整形外科，医員 |
| 2007 年 | さいたま赤十字病院整形外科，医員 |
| 2008 年 | がん・感染症センター都立駒込病院骨軟部腫瘍科，医員 |
| 2010 年 | 埼玉医科大学国際医療センター骨軟部組織腫瘍科・整形外科，助教 |
| 2014 年 | 豪州 St. Vincent's Hospital Melbourne，臨床フェロー |
| 2016 年 | 埼玉医科大学国際医療センター骨軟部組織腫瘍科・整形外科，講師 |
| | 医学博士取得 |
| 2020 年 | 帝京大学医学部整形外科学講座，准教授 |

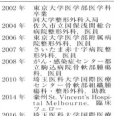

**酒井良忠**
（さかい よしただ）

| 1996 年 | 神戸大学医学部医学科卒業 |
| 2001 年 | 同大学大学院医学研究科修了，博士号(医学博士)取得 |
| 2001 年 | The Cleveland Clinic Foundation，リサーチフェロー |
| 2004 年 | 神戸大学医学部附属病院整形外科，医員 |
| 2007 年 | 同大学大学院医学研究科整形外科学，助教 |
| 2009 年 | 姫路獨協大学医療保健学部，教授 |
| 2011 年 | 同，学部長(兼任) |
| 2012 年 | 神戸大学大学院医学研究科リハビリテーション機能回復学，特命教授 |

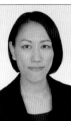

**原　仁美**
（はら ひとみ）

| 2000 年 | 香川医科大学卒業 |
| | 神戸大学整形外科入局 |
| 2008 年 | 同大学大学院修了 |
| 2012 年 | 同大学医学部附属病院リハビリテーション部，特命助教 |
| 2017 年 | 同大学医学部附属病院リハビリテーション部，助教 |
| 2021 年 | 令和2年度神戸大学若手教員長期海外派遣制度により Kntonsspital Baselland で研修 |
| 2022 年 | 神戸大学医学部附属病院リハビリテーション部，助教 |

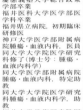

**今村善宣**
（いまむら よしのり）

| 2003 年 | 慶應義塾大学総合政策学部卒業 |
| 2009 年 | 福井医科大学医学部医学科卒業 |
| | 福井県立病院，初期臨床研修医 |
| 2011 年 | 神戸大学医学部附属病院腫瘍・血液内科，医員 |
| 2015 年 | 同大学大学院医学研究科修了(博士号：腫瘍・血液内科学) |
| 2017 年 | 神戸大学医学部附属病院腫瘍・血液内科，特定助教 |
| 2021 年 | 同大学大学院医学研究科腫瘍・血液内科学，助教 |
| 2024 年 | 福井大学学術研究院医学系部門(附属病院部)がん診療推進センター，助教 |

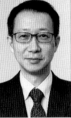

**篠田裕介**
（しのだ ゆうすけ）

| 1998 年 | 東京大学医学部卒業 |
| | 同大学整形外科入局 |
| 2007 年 | 同大学大学院(修了) |
| 2007 年 | 同大学医学部附属病院整形外科，助教 |
| 2014 年 | 同大学医学部附属病院リハビリテーション科，講師 |
| 2019 年 | 同，准教授 |
| 2021 年 | 埼玉医科大学病院リハビリテーション科，教授 |

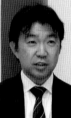

**森岡秀夫**
（もりおか ひでお）

| 1988 年 | 山梨大学医学部卒業 |
| | 慶應義塾大学整形外科入局 |
| 1999 年 | ウイーン大学整形外科 |
| 2000 年 | ハーバード大学・マサチューセッツ総合病院整形外科 |
| 2006 年 | 慶應義塾大学整形外科，専任講師 |
| 2015 年 | 同，准教授 |
| 2018 年 | 国立病院機構東京医療センター整形外科，科長 |
| 2019 年 | 同，特命院長補佐 |
| 2022 年 | 同，診療部長/同病院，副がん治療センター長・副緩和ケアセンター長 |

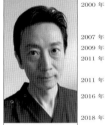

**大島和也**
（おおしま かずや）

| 2000 年 | 大阪大学医学部医学科卒業 |
| | 同大学整形外科入局 |
| | 大阪大学，信州大学，大阪厚生年金病院など関連病院にて研修 |
| 2007 年 | 大阪大学大学院医学系研究科修了 |
| 2009 年 | 国立がんセンター中央病院骨軟部腫瘍科 |
| 2011 年 | 米国 Memorial Sloan-Kettering Cancer Center, Hospital for Special Surgery 留学 |
| 2011 年 | 大阪府立成人病センター整形外科(骨軟部腫瘍科) |
| 2016 年 | 大阪国際がんセンター，骨軟部腫瘍科副部長，リハビリテーション科部長 |
| 2018 年 | ベルランド総合病院，リハビリテーション科部長，整形外科副部長 |
| 2021 年 | 大阪警察病院，脊椎・脊髄センター，副部長 |

**髙木辰哉**
（たかぎ たつや）

| 1988 年 | 順天堂大学医学部卒業 |
| | 同大学整形外科，研修医 |
| 1992 年 | 栃木県立がんセンター，レジデント |
| 1996 年 | 米国 Mayo Clinic 留学 |
| 1997 年 | 順天堂大学整形外科，助手 |
| 2002 年 | 静岡県立静岡がんセンター整形外科 |
| 2010 年 | 順天堂大学整形外科，准教授 |
| 2015 年 | 同大学緩和ケアセンター，副センター長兼任 |
| 2017 年 | 同大学リハビリテーション科，准教授兼任 |
| 2023 年 | 同大学緩和医療学研究室，先任准教授 |

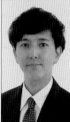

**吉川　遼**
（よしかわ りょう）

| 2013 年 | 神戸大学医学部医学科卒業 |
| 2015 年 | 同大学整形外科入局 |
| 2023 年 | 同大学大学院修了 |
| | 同大学医学部附属病院リハビリテーション科，医員 |

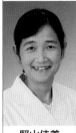

**堅山佳美**
（かたやま よしみ）

| 2000 年 | 岡山大学医学部卒業 |
| 2004 年 | 同大学医学研究科修了 |
| | 同大学病院総合リハビリテーション部，医員 |
| 2011 年 | 同大学病院総合リハビリテーション部，助教 |

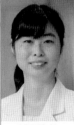

**新野捺美**
（にいの なつみ）

| 2020 年 | 山形大学卒業 |
| 2022 年 | 埼玉医科大学病院緩和医療科入局，助教 |
| | 同大学大学院入学 |

# Contents

## がんロコモ
## ―がん患者の運動器管理とリハビリテーション診療―

編集／神戸大学大学院特命教授　酒井良忠

Monthly Book

# MEDICAL REHABILITATION No.302/2024.7 目次

編集主幹／宮野佐年　水間正澄　小林一成

# 読んでいただきたい文献紹介

　序文で述べた通り，がんリハビリテーション診療において，「がんロコモ」を鑑別することはがんリハビリテーション診療時のリスク管理として非常に重要であり，またその治療にがんリハビリテーション治療が用いられることになる．「がんロコモ」は 2018 年に日本整形外科学会が提唱した疾患概念であり，学術論文の数は少ないが，がんロコモの重要性や実際の臨床現場への取り組み，またがんロコモを診療するときに必要な知識をまとめた書籍は多く発行されている．

　特にがん患者の運動器管理を適切に行うために必要な「がんロコモ」の知識と，加えてがん治療に関する知識をまとめた「チーム医療のためのがんロコモハンドブック」は是非手元に置いていただきたい．リハビリテーション科医やセラピストは運動器疾患への知識は多いものと考えられるが，がん治療に関する知識は，がんリハビリテーション診療を専門にしていない場合はなかなか取得する機会がないものと考えられる．当書籍は「がんロコモ」の治療に必要と考えられる，がん治療の基本（パフォーマンスステータスや TMN 分類など）から，各種がんの標準的治療，そしてがん薬物治療におけるリハビリテーション治療時の問題点などといった応用的な知識まで網羅されており，さらに「がんロコモ」に必要な運動器疾患の知識（骨転移や腫瘍随伴症候群など）も記載されているのが特徴である．

　学術論文としては，最近「がんロコモ」に関する疫学的研究として，帝京大学のグループががん患者においては一般高齢者に比較してロコモティブシンドロームの有病率が高いことを報告している[2]．是非一読いただき，がん患者にロコモティブシンドロームが多いことを理解いただき，適切ながんリハビリテーション治療を施行していただければと考える．

1) ロコモ チャレンジ！推進協議会, 日本リハビリテーション医学会監, ロコモ チャレンジ！推進協議会 がんロコモワーキンググループ 酒井良忠, 緒方直史編：チーム医療のためのがんロコモハンドブック, 総合医学社, 2021.
2) Hirahata M, et al：Cancer may accelerate locomotive syndrome and deteriorate quality of life：a single-centre cross-sectional study of locomotive syndrome in cancer patients. *Int J Clin Oncol*, **28**：603-609, 2023.

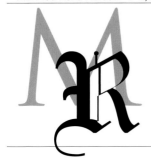

特集／がんロコモ―がん患者の運動器管理とリハビリテーション診療―

# がん患者の運動器管理の重要性とがんロコモ

森岡秀夫[*1]　吉山　晶[*2]　宮田知恵子[*3]

Abstract　近年のがん治療に関する技術開発は目覚ましく，がん患者の生命予後は年々改善している．結果として，患者はがんに罹患しながら生活しなければならなくなっている現実がある．がん患者が自立して生活するためには，運動機能を維持することが必要である．しかし，がんは骨転移など，運動器に様々な影響を及ぼし，運動機能を低下させる．これらの状態は「がんロコモ」と言われ，2018年に日本整形外科学会が提唱した．その定義は，「がん自体あるいはがんの治療によって，骨・関節・筋肉・神経などの運動器の障害が起きて，移動機能が低下した状態」である．がんロコモを克服するためには，予防と治療を二正面で取り組む運動器管理が重要であり，この問題に取り組む新しい診療領域が腫瘍整形外科学(onco-orthopaedics)である．この領域に含まれる患者は多く，運動器を専門とする整形外科全体でこれに取り組むことで，がん患者の多くが恩恵を受け，我が国のがん医療はさらに向上すると思われる．

Key words　ロコモティブシンドローム(locomotive syndrome)，がん患者(cancer patient)，運動器(locomotive organ)，骨転移(bone metastasis)，腫瘍整形外科学(onco-orthopaedics)

## はじめに

　がん罹患患者数は増加の一途をたどり[1]，国民の2人に1人が生涯でがんと診断されるがん時代が到来したと言われている．そして，がん診療における研究開発は日進月歩であり，外科的治療の低侵襲化をもたらしたロボット支援手術の普及，多種多様化する分子標的治療，適応拡大が急速に進む免疫療法，がんゲノム医療の保険適用など，以前は考えもしなかった治療法が臨床の現場に急速に普及している．そして，これらのがん診療の成果は，生存率を中心とした評価において世界の最高水準の実績を挙げている[2]．このように，我が国のがん診療は，長年その目標として掲げられてきた患者の生命予後改善という点で，現在なお進歩を続けている．しかしその結果として，がんに罹患しながら生活し治療を継続していかなければならない患者数が増加している．つまり，がんが進行・再発を生じても，豊富な治療選択肢とその効果により生命を維持されている患者が多く存在する側面がある．このような患者は今後も増加することが予想されるが，がん治療が長期化することで，様々な問題も発生している．治療の長期化がもたらす患者の経済的問題や付随して発生する臓器障害の予防や治療などがその例である．本稿では，がん患者に生じる運動機能の低下に焦点を当て，この概念としてのがんロコモとその予防と治療のための運動器管理の重要性について述べる．

[*1] Hideo MORIOKA，〒152-8902　東京都目黒区東が丘2-5-1　国立病院機構東京医療センター整形外科，診療部長
[*2] Akira YOSHIYAMA，同，副医長
[*3] Chieko MIYATA，国立病院機構東京医療センター腫瘍リハビリテーション科・緩和ケア内科，科長

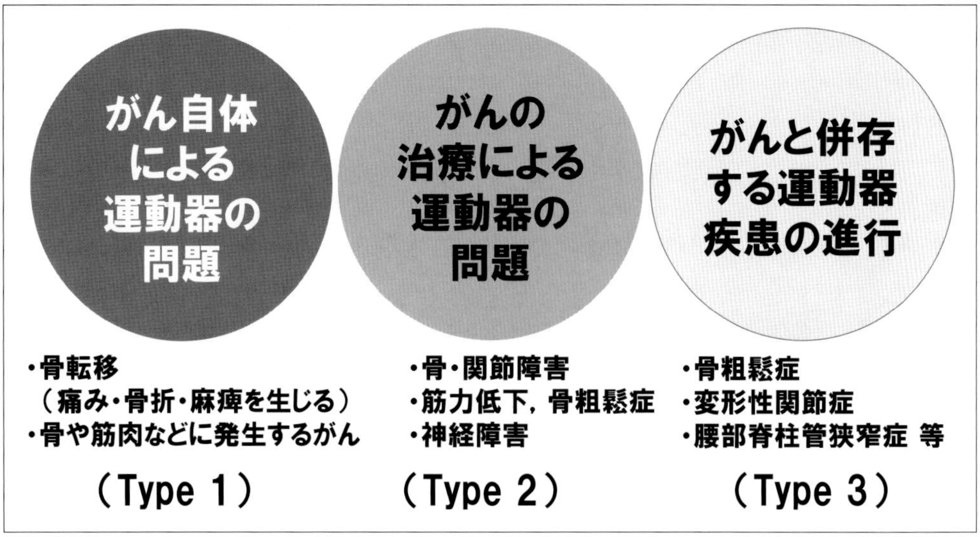

図 1. がんロコモの分類

（文献 5 より改変し引用）

## がんロコモの概念

がん患者が自立して動けることは重要である．もちろん，がんに罹患していなくても自身の力で動けることは，すべての人の健康寿命延伸にとって大切なテーマである．超高齢社会を迎えた我が国の医療においては，介護負担の軽減のみならず，本人の尊厳を守る点でも運動機能の維持に注力しなければならない．これは，がんが進行し，不幸にしてその生命に限りがある場合，最後まで自分のことを自分で成し遂げられるという人の尊厳を守るためにも重要である．また，治療中のがん患者にとっては，自立して動けることは別の意味で必要性が高い．それは治療を決める指針として使われる Performance Status（PS）[3]は，患者自身が日常でいかに自立して動けるかを意味したスケールであるからである．PS 低下は，がん治療の積極的中止の判断要因になるため，運動機能低下は生命予後悪化に結びつく．

日本整形外科学会は，このような背景からがん患者の運動機能を重視し，2018 年の骨と関節の日 PR 事業テーマとして「がんとロコモティブシンドローム（通称 がんロコモ）」を提唱した[4]．定義は，「がん自体あるいはがんの治療によって，骨・関節・筋肉・神経などの運動器の障害が起きて，移動機能が低下した状態」としている．そしてがんロコモは，病態の原因から ① がん自体による運動器の問題（Type 1），② がんの治療によって起きる運動器の問題（Type 2），③ がんと併存する運動器疾患の進行（Type 3）の 3 つに分類される（図 1）[5]．がんロコモを提唱した目的は，骨転移を含むがん患者の運動器疾患に整形外科医が積極的に介入し，その運動機能の維持および改善を目指すことにある．そして，がん患者が自分の力で動けることを維持することで，我が国のがん診療を側面から支持することにある．がんロコモの Type 別病態の詳細については以下のとおりである．

### ① がん自体による運動器の問題（がんロコモ Type 1）

骨や筋肉などに発生するがんとして肉腫が知られている．しかし，肉腫は希少がんの 1 つであり[6]，がん自体が運動器の問題を引き起こす最も多い原因は骨転移である．骨転移は，進行がんに発生することが多く，疼痛や病的骨折，脊髄麻痺などの骨関連事象（skeletal related events；SREs）のため，がん患者の運動機能を著しく低下させる．このため，社会生活の維持のみならず原発巣に対する治療継続を断念しなければならないことがある．

## ② がんの治療によって起きる運動器の問題（Type 2）

がんの治療は，薬物療法，手術療法，放射線治療など複数の治療法を組み合わせて行う集学的治療が一般的である．この中で，最も多くの患者が受けているのが薬物療法である．治療期間が長期に及ぶ場合は，有害事象の影響もあり患者の活動度は低下する．また乳がんや前立腺がんでは，薬物療法としてホルモン治療が行われることが多く，これにより薬剤誘発性骨粗鬆症を生じるリスクが高まる[7]．さらに，ほとんどすべての化学療法のレジメンで制吐目的に使用されるステロイド製剤は，骨密度低下を引き起こす薬剤であることは周知の事実である．また化学療法剤の中には，パクリタキセルやドセタキセルのように神経系に作用して末梢神経障害を生じる薬剤がある[8]．これは，近年急速に普及拡大した分子標的治療薬の中にも同様の有害事象があるものが多い．そして，これらの薬剤の投与により手・足の耐えがたいしびれ感や下垂足などの神経麻痺に至る場合がある．また，手術療法や放射線治療により，骨・関節，筋肉，神経といった運動器そのものに医原性障害を生じることもあり，いずれもがんの治療により起こる運動器の問題である．

## ③ がんと併存する運動器疾患の進行（Type 3）

がんは，中高齢者に発生することが多い．したがって，この年代はがん年齢と言われているが，運動器の変性疾患の好発年齢と一致している．運動器の変性疾患は，痛みやしびれなどの症状を呈することが多いため，がんによる症状，がんの治療による症状，運動器変性疾患による症状が時に併存することで，患者の診断・治療が難しくなる．一般的に，がんがあると先入観が大きいため，適切な医療行為が行われず，がん患者の運動機能低下につながることが多い．がんとがん以外の疾患を正しく見極め，がん患者のがん治療ならびにがん患者のがん以外の良性運動器疾患の治療を適切に行うことは，がん患者のQOL（quality of life）を高めるうえで極めて重要と思われる．また，がん患者の生命予後が改善した現在，一様にがん治療を最優先に行うべきとは言えず，患者のADL（activities of daily living）に影響を与えている運動器疾患があれば，これらの治療を適切に行うことも必要と考える．

## がん患者の諸問題に取り組む新しい診療領域

がん患者は罹患した臓器以外に様々な問題を抱えている．例えば，がんが発生する前から，または罹患後に発症する循環器疾患，脳血管疾患，腎疾患，皮膚疾患などがある．これらの領域は，これまでがんと直接的関わりが少なかった分野かもしれない．しかし，がん時代に入った現在，がん診療に積極的に関与するようになった．特に，大きな変化を遂げたのが循環器領域である．循環器診療は，脳卒中，心不全，血管病などを中心に診療する領域であり，病態においてがんとの関わりが最も少ないと考えられていた．しかし，我が国のがん罹患率の増加に呼応して，腫瘍循環器学（onco-cardiology）という概念が循環器内科により確立された[9]．そして，がん患者における循環器疾患および心血管系副作用に関する治療を目指して，日本腫瘍循環器学会が2017年10月に設立され，その目的は，がん治療の適正化と質の向上を図り，広く医学の発展と国民の健康増進に寄与することとしている[9]．また，がん専門医と循環器専門医が連携することにより，がん患者の生命予後を延伸し，QOL改善を目標として掲げている[10]．さらに同学会は，2023年3月に，Onco-cardiologyのガイドラインを発刊し[11]，がん診療において心機能の評価を正確に行い心血管疾患に対して適切に治療を行うことにより，症候性心血管疾患の発症率，心血管疾患に伴う死亡率を低下させることをガイドラインの目的としている．Onco-cardiologyの概念の普及により，がん患者の心血管疾患が管理される方向に向かう．これにより，有効ながん治療を続けることが可能となり，結果としてがん患者の全生存率とQOLを改善することが期待される．

Onco-cardiology の概念が確立したよりも前に登場したがん関連診療分野として腫瘍腎臓病学（onco-nephrology）がある[12]．同領域は，悪性腫瘍と腎臓に関する諸問題の対処法を最適化する分野として発展してきた．がん患者における急性腎障害の発症予防と治療，抗がん剤の副作用とその対策のほか，腎機能障害を持った患者に発症する悪性腫瘍の諸問題や人生の最終段階に入ったがん患者と腎代替療法の問題など様々ながんと腎疾患に関する問題に取り組む領域である．

また近年，脳卒中領域においても STROKE 2020 において，腫瘍脳卒中学（stroke oncology）が提唱され注目を集めている．Stroke oncology は，がんと脳卒中の合併症例への適切な対応を探求する新しい学問分野とされている[13]．確かに，日常診療で脳卒中とがんの合併例に遭遇する機会が多い．がんと脳卒中治療がともに進歩している中で，脳卒中専門医とがん治療専門医が密接に関わる必要性から生まれた新しい診療領域である．Stroke oncology はがんと脳卒中合併に関する多岐にわたる横断的コンセンサス形成に取り組む領域であり，がんと脳卒中合併例の病態や治療法などの臨床研究から，両疾患を合併した後の治療支援体制の構築まで含む幅広い領域を含む．日本がんサポーティブケア学会においても，最近，新しいワーキンググループ（WG）として，Oncology Emergency 部会の下に，Stroke Oncology WG を設置し，日本脳卒中学会の Stroke Oncology プロジェクトチームと連携し，がん治療側を代表する形で，日本がんサポーティブケア学会が本領域に取り組んでいる[14]．

この日本がんサポーティブケア学会には Onco-dermatology 部会もあり，がん治療（がん薬物療法，放射線療法，抗がん薬血管外漏出）に伴う皮膚障害に関する対応についてハンドブックを作成し[14]，基礎から臨床まで公的資金を得て研究を推進していく活動を行っている．これは，皮膚科領域においても，がん治療専門医と連携を行い，がん患者の治療継続や生存率と QOL 改善に貢献す

る積極的取り組みを行っていることを示しており，国際的にも同様の動きがある[15]．

**新しい診療領域としてのがん患者の運動器管理**

がん患者に発生する諸問題として，循環器疾患，脳血管疾患，腎疾患，皮膚疾患など述べてきたが，運動器疾患に関しては前述したがんロコモが新しい概念として提唱された．がんロコモの概念が確立したことで，がんに関連する運動器の諸問題で苦しむ患者の社会生活維持と QOL 改善に関する取り組みを行う機運が高まり，その方略も明らかになった．がんロコモは前述したようにその原因から Type 1～Type 3 に分類される病態があり，今まで，個別に対応してきたかもしれないがん患者の運動器疾患が系統的にまとめられた．これにより，最近，がんロコモに関する臨床や研究が活発化している[16]．がん患者に発生する運動器疾患が，今後，がんと関わることが少なかった整形外科医に受け入れやすい診療分野になることを期待している．がんロコモはがん患者が陥っている運動機能の低下した状態であり，これらの問題に対応する新しい診療分野は腫瘍整形外科学（onco-orthopaedics）という用語で包摂することができる[17]．そして，onco-orthopaedics の目的は，がん治療専門医と運動器疾患を専門としている整形外科医が密に連携することで，がん患者の運動機能の低下を防止または解決し，QOL を改善することのみならず，生命予後を延伸することにある（**図2**）．がん患者の心血管疾患に循環器内科医が介入したように，整形外科医ががんロコモ克服を目的にがん診療に積極的に介入することは，我が国のがん医療全体を向上させる可能性が高い．特に onco-orthopaedics の多くを占め，がんロコモ Type 1 に分類される骨転移は，肉腫診療に貢献してきた整形外科腫瘍学（orthopaedic-oncology）との共通の分野になる．しかし，onco-orthopaedics は，がんロコモ Type 2，Type 3 を含む幅広い運動器疾患を含む分野であり，運動器という臓器を熟知した整形外科医がこれを管理し

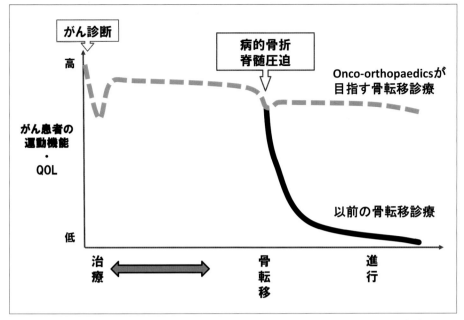

図 2. がん診療における onco-orthopaedics の目的　がんロコモ Type 1：骨転移例
（筆者作成）

必要に応じて治療することは，きわめて多くのがん患者に貢献できる可能性が高い．まさに，その範囲の広さから，我が国のがん診療全体に影響する診療分野かもしれない[18]．世界に先んじて超高齢社会を迎えた我が国において，既に多くの変性疾患に対応している整形外科医は多忙をきわめている．現在，日本整形外科学会に所属する会員は約26,000人であり，日本内科学会に次いで多い会員数になる．超高齢社会，がん時代など，運動器診療のニーズは高まるばかりである．少なくとも，国が指定しているがん診療連携拠点病院は我が国のがん診療中核施設であり，骨転移診療を含むがんロコモに対応する onco-orthopaedics 診療の体制整備は急務である．がんと診断された患者は，既に多くの身体的・精神的苦痛を有している．このような状況にある患者に，間違ってもがんロコモで動けなくなり尊厳を失うような状況を作ってはならない．がん時代に入った今，整形外科は onco-orthopaedics という新しい診療領域に取り組むべきであり，がん時代に入った今，この重要性はさらに高まっていくことになると思われる．

## まとめ

国民の2人に1人が，その生涯においてがんと診断される時代に入った．これにより，今までがんと関わることの少なかった診療領域が変化している．がん患者の運動機能低下の状態を原因から捉えた概念としてがんロコモがあり，これを克服するためがん患者の運動器を管理・治療する新しい診療分野として onco-orthopaedics を提唱する．この新しい診療領域に含まれる患者数はきわめて多く，運動器を専門とする整形外科全体でこれに取り組むことで，がん患者の多くが恩恵を受け，我が国のがん医療はさらに向上すると思われる．

## 文　献

1) 国立研究開発法人国立がん研究センターがん対策情報センター：全国がん罹患モニタリング集計2015年罹患数・率報告．2019．
2) 国立研究開発法人国立がん研究センターがん対策情報センター：全国がん罹患モニタリング集計2009〜2011年生存率報告．2020．
3) ECOG：ECOG の Performance Status（PS）の日本

語訳．Common Toxicity Criteria, Version2.0 Publish Date April 30, 1999.
〔http://ctep.cancer.gov/protocolDevelopment/electronic_applications/docs/ctcv20_4-30-992.pdf〕
JCOG ホームページ
〔http://www.jcog.jp/〕

4) 土屋弘行：新たな挑戦　がんとロコモティブシンドローム．*CLINICIAN*, **65**(669)：4-8, 2018.

5) 森岡秀夫：【がんとロコモティブシンドローム】がんを持つ患者に対する整形外科診療　「がんロコモ」への対応．*Loco Cure*, **5**(1)：22-27, 2019.

6) 川井　章：【日本のがん診療 UPDATE-連携拠点病院と最新トピックス】がん診療トピックス　希少がん　その臨床像と課題．医のあゆみ，**254**(9)：621-627, 2015.

7) 福本誠二：癌治療に伴う骨粗鬆症に対する薬物療法．*THE BONE*, **32**(3)：65-69, 2019.

8) 日本がんサポーティブケア学会編，がん薬物療法に伴う末梢神経障害診療ガイドライン 2023 年版第 2 版(JASCC がん支持医療ガイドシリーズ)，金原出版，2023.

9) 一般社団法人日本腫瘍循環器病学会：学会概要．〔https://j-onco-cardiology.or.jp/overview-menu/greeting/〕

10) 石岡千加史：【腫瘍診療と循環器診療-Onco-Cardiology について】腫瘍循環器学の現状と課題．循環器内科，**83**(6)：489-494, 2018.

11) 日本臨床腫瘍学会／日本腫瘍循環器学会編，Onco-cardiology ガイドライン，南江堂，2023.

12) 和田健彦：onconephrology の新展開．日内学会誌，**109**(7)：1432-1438, 2023.

13) 河野浩之：がんと脳卒中合併例への対応—Stroke Oncology．2022.09.19 週刊医学界新聞(通常号)，第 3486 号，2022.

14) 一般社団法人日本がんサポーティブケア学会 Oncodermatology 部会編，がんサバイバーのための皮膚障害セルフケアブック(JASCC がん支持医療ガイドシリーズ)，小学館，2022.

15) Bonomo P, Wolf JR：Shedding light on the management of acute radiation dermatitis：insight from the MASCC Oncodermatology study group. *Support Care Cancer*, **31**：568, 2023.

16) Hirahata M, et al：Cancer may accelerate locomotive syndrome and deteriorate quality of life：a single-centre cross-sectional study of locomotive syndrome in cancer patients. *Int J Clin Oncol*, **28**(4)：603-609, 2023.
Summary　がん患者のロコモティブシンドローム (LS)の割合は高く，その改善は，がん患者の ADL および QOL を維持する可能性がある．

17) 河野博隆ほか：がんロコモの実際と今度の課題—Onco-orthopaedics—という新領域．日整会誌，**97**(3)：S528, 2023.

18) 森岡秀夫：【特集　がん時代の整形外科必携！骨転移診療アップデート(骨転移治療総論)】骨転移診療で整形外科医に何が求められているか．臨床整形，**58**(12)：1413-1418, 2023.

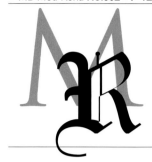

特集／がんロコモ―がん患者の運動器管理とリハビリテーション診療―

# がんロコモの診断と疫学的調査

今西淳悟[*1]，平畑昌宏[*2]

Abstract　日本は，2人に1人以上はがんを罹患する時代を迎え，これまで以上にがん患者に生じる運動器の問題への対応と取り組みが求められている．「がん自体あるいはがんの治療によって運動器の障害が起きて移動機能が低下した状態」は「がんロコモ」という新たな概念として提唱された．ロコモ度は，立ち上がりテスト，2ステップテスト，ロコモ25の3つのロコモ度テストの結果から判定され，最も重度のロコモ度3は移動能力の低下によって社会参加に支障をきたす状態である．がんロコモの罹患率は非常に高く，約4割はロコモ度3であることがわかってきた．がんロコモは骨転移など「がん自体」によってのみ生じるのではなく，「がんの治療」や「がんと併存する運動器疾患」によっても生じる．日常診療においては，各症例の移動能力低下の原因をまず明らかにして，病態に応じた対応が望まれる．

Key words　がんロコモ(locomotive syndrome in cancer patients)，骨転移(bone metastasis)，がん治療(cancer therapy)，がんと併存する運動器疾患(co-existing orthopaedic disease)

## がんロコモという概念

日本は世界で最も高齢化が進み，人口が年々減少する一方でがん患者数が増え続けている．院内がん登録全国集計によると，2021年の1年間に新規にがんを罹患した患者は1,099,864人であり，1年間の出生数811,604人(厚生労働省の人口動態統計)を大きく上回っている．また，2019年データに基づく一生涯にがんに罹患する確率は男性で65.5%，女性で51.2%である[1]．2人に1人以上ががんに罹患しその多くが長い期間がんと共存する現代において，「がん」の治癒だけではなく，「がん」といかに共存するかは重要な課題である．

「ロコモティブシンドローム(ロコモ)」の概念は，日本整形外科学会により「運動機能の障害に

より移動能力の低下した状態」として2007年に提唱され，2008年には英語で"locomotive syndrome"として初めて提唱された[2]．ロコモは進行すると介護が必要となるリスクが高まるため，介護予防と健康寿命延伸の両方を目指して，ロコモ予防活動が広まった．国民の健康寿命の延伸にロコモ予防活動が果たす役割がますます高まってきているが，「がん診療」領域もその例外ではない．

がん患者のロコモティブシンドローム(がんロコモ)については，2017年に「がんロコモワーキンググループ」が発足した．診療科間の垣根を越えてがん患者の運動器管理に取り組む診療体制の普及を目指し，活動が続けられている．2018年には「がんロコモ」が日本整形外科学会の「運動器と健康」PR事業のテーマとして選定され，2021年に

[*1] Jungo IMANISHI，〒173-8606　東京都板橋区加賀2-11-1　帝京大学医学部整形外科学講座，准教授
[*2] Masahiro HIRAHATA，同，助教

**表 1. 各ロコモ度テストにおけるロコモ度**

立ち上がりテスト

| 動作可能な最も低い高さ | ロコモ度 |
|---|---|
| 両足で 40 cm の台から立ち上がれない | ロコモ度 3 |
| 両足で 40 cm の台から立ち上がれる | ロコモ度 3 |
| 両足で 30 cm の台から立ち上がれる | ロコモ度 2 |
| 両足で 20 cm の台から立ち上がれる | ロコモ度 1 |
| 両足で 10 cm の台から立ち上がれる | ロコモ度 1 |
| 片足で 40 cm の台から立ち上がれる | ロコモ度なし |
| 片足で 30 cm の台から立ち上がれる | ロコモ度なし |
| 片足で 20 cm の台から立ち上がれる | ロコモ度なし |
| 片足で 10 cm の台から立ち上がれる | ロコモ度なし |

2 ステップテスト

| 2 ステップ値 | ロコモ度 |
|---|---|
| 0.9 未満 | ロコモ度 3 |
| 0.9 以上 1.1 未満 | ロコモ度 2 |
| 1.1 以上 1.3 未満 | ロコモ度 1 |
| 1.3 以上 | ロコモ度なし |

ロコモ 25

| ロコモ 25 の点数(100 点満点) | ロコモ度 |
|---|---|
| 24〜100 点 | ロコモ度 3 |
| 16〜23 点 | ロコモ度 2 |
| 7〜15 点 | ロコモ度 1 |
| 0〜6 点 | ロコモ度なし |

は，リハビリテーション領域の医師，看護師，セラピストに向けたがんロコモハンドブックが発行された[3]．2022 年には，Kawano らによりがんロコモが "locomotive syndrome in cancer patients (Cancer-Locomo)" として英語でその概念が紹介された[4]．

### がんロコモの診断

ロコモ度は，立ち上がりテストと 2 ステップテスト，ロコモ 25 の 3 つのロコモ度テストの結果から判定される[5]．立ち上がりテストでは，10 cm，20 cm，30 cm，40 cm の 4 種類の台を使用する．片足または両足で反動なしで立ち上がる動作を行い，動作可能な最も低い高さをもとにロコモ度を判定する．2 ステップテストでは，両足を揃えて立っている状態からできるだけ大きな歩幅で 2 歩進み，その 2 歩幅を身長で割った数値を 2 ステップ値としてロコモ度を判定する．立ち上がりテストと 2 ステップテストは下肢の筋力や歩幅を測定するパフォーマンステストである一方で，ロコモ 25 は自記式調査票に基づく患者報告アウトカム（PRO：patient-reported outcome）である．25 個

の質問に対して 0〜4 点から回答し，100 点満点の点数をもとにロコモ度を判定する．各ロコモ度テストの結果は，ロコモのない状態から最も重いロコモ度 3 までの 4 段階で評価される（**表 1**）．ロコモ度は，3 つのロコモ度テストの結果のうち最も重いものが採用される．2015 年にロコモ度 1 は移動能力の低下が始まった状態，ロコモ度 2 は移動能力の低下が進行した状態と定義され[5]，2020 年には新たにロコモ度 3 として，移動能力の低下のため，社会参加が制限されている状態が定義された．2017 年の Yoshimura らの報告によると，性・年代別のロコモ該当率から日本人のうち 4,590 万人はロコモ度 1 以上，1,380 万人はロコモ度 2 に該当すると算出されている[6]．

ロコモ度検査は医療機関での評価を想定したものであるが，一般人向けには「ロコチェック」が開発されている（https://locomo-joa.jp/check/mis）．7 つのチェック項目（**表 2**）のうち 1 つでも当てはまればロコモの疑いがあるとされている．ロコモのセルフチェック，忙しい外来でのスクリーニングとして有用である．

**表 2.** ロコチェック

以下の 7 つの項目のうち，1 つでも当てはまればロコモの心配がある．

☐ 片脚立ちで靴下がはけない

☐ 家の中でつまずいたりすべったりする

☐ 階段を上がるのに手すりが必要である

☐ 家のやや重い仕事が困難である(掃除機の使用，布団の上げ下ろしなど)

☐ 2 kg 程度の買い物をして持ち帰るのが困難である

☐ 15 分くらい続けて歩くことができない

☐ 横断歩道を青信号で渡りきれない

**表 3.** ECOG performance status の JCOG 日本語訳

| 0 | まったく問題なく活動できる．発症前と同じ日常生活が制限なく行える． |
|---|---|
| 1 | 肉体的に激しい活動は制限されるが，歩行可能で，軽作業や座っての作業は行うことができる．例：軽い家事，事務作業 |
| 2 | 歩行可能で，自分の身のまわりのことはすべて可能だが，作業はできない．日中の 50%以上はベッド外で過ごす． |
| 3 | 限られた自分の身のまわりのことしかできない．日中の 50%以上をベッドか椅子で過ごす． |
| 4 | まったく動けない．自分の身のまわりのことはまったくできない．完全にベッドか椅子で過ごす． |

(Common Toxicity Criteria, Version2.0 Publish Date April 30, 1999
http://ctep.cancer.gov/protocolDevelopment/electronic_applications/docs/ctcv20_4-30-992.pdf
JCOG ホームページ http://www.jcog.jp/ より引用)

## がんロコモの疫学

2021 年以降，がんロコモの実態が徐々に明らかとなってきている．Sato らは，傾向スコアによるマッチングにより，53 名のがん患者と 75 名の非がん患者のロコモ度テストの結果を比較した．各テストの結果はすべてがん患者でロコモ度が高く，ロコモ度 2 以上はがん患者で 51%であり，非がん患者の 13%よりも有意に高かった(p<0.001)[7]．Hirahata らは，がん治療のために入院しリハビリテーション処方を受けたがん患者 85 例，外来がん薬物療法を受けた 40 例，整形外科に院内紹介されたがん患者 51 例の計 176 例の横断研究を行った．がんロコモ罹患率は 96%，そのうちロコモ度 2 は 22%，ロコモ度 3 は 41%であり，がん患者では重度ロコモの罹患が非常に多いことが明らかとなった．また，65 歳以上，<18.5 kg/m² の低体重がロコモ度 3 のリスク因子であることも

わかった[8]．

がん患者の ADL を表す指標として ECOG performance status(PS)(**表 3**)が広く用いられ，PS が 3 以上の場合はがん薬物療法の適応としないのが一般的である．Hirahata らはがん患者の横断研究の中で PS とロコモ度の相関を調べ，PS 0 の 118 例のうち，ロコモ度 1 が 51 例，ロコモ度 2 が 25 例，ロコモ度 3 が 35 例であったと報告している[8]．がん薬物療法を受けるのには全く問題がないと評価されるがん患者でも，その半数ほどがロコモ度 2 以上であったことは注目に値する．ロコモ度は運動機能低下を鋭敏に早期に発見するツールとして期待される．

## がんロコモの分類と推奨される初期評価

がん自体やがんの治療によってのみならず，がんと無関係の併存する運動器疾患によってもがん患者の移動能力が低下し得る．がんロコモは，「が

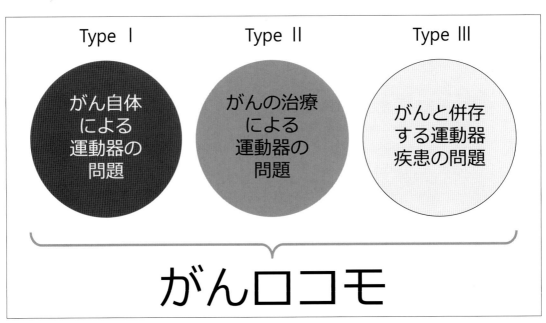

図 1. がんロコモの分類

（文献 3 を筆者改変）

表 4. がんロコモ各 Type の具体例

| Type I（がん自体による運動器の問題）： |
|---|
| • 骨転移（血液がんを含む） |
| • 骨・軟部原発の悪性腫瘍（肉腫） |
| • がんの脊椎への直接浸潤　など |
| **Type II（がん治療による運動器の問題）：** |
| • がん治療の倦怠感に起因する廃用 |
| • がん薬物療法（特にホルモン療法）による骨粗鬆症 |
| • ステロイド使用による骨壊死 |
| • 骨修飾薬による非定型骨折 |
| • 薬剤性末梢神経障害 |
| • 放射線照射後骨折　など |
| **Type III（がんと併存する運動器疾患の問題）：** |
| • 腰部脊柱管狭窄症 |
| • 変形性関節症 |
| • 偽痛風 |
| • 外傷による骨折　など |

ん自体による運動器の問題（Type I）」，「がんの治療による運動器の問題（Type II）」，「がんと併存する運動器疾患の問題（Type III）」の3つに分類される（**図1，表4**）[3)4)]．がんロコモが疑われる際は，どの分類に該当するかを意識し，適切に対応することが望まれる．

　Type I の中核を担うのは骨転移である．病的骨折／切迫骨折による支持性の喪失，神経圧迫による神経症状が主に問題となる．がん患者が新たな痛みを訴えた場合は，骨転移を積極的に疑う必要がある．荷重時痛がある時は切迫骨折を疑い，すぐに単純 X 線写真や CT により骨強度が低下していないか評価し，免荷や骨折予防の手術を検討する（**図2, 3**）．切迫骨折／病的骨折の場合，早期に生活が自立し外来通院でのがん治療を再開できるようにするためには，補強の手術が必須である．手術対象となる骨転移部位として，脊椎，大腿骨，上腕骨以外に，寛骨臼も覚えておきたい．脊椎転移では，多くが椎弓根に生じることから神経根症状が脊髄損傷に先行することが多い．脊椎転移が硬膜嚢を圧排し脊髄を損傷すると，四肢機能や膀胱直腸機能に多大なる影響を生じるため，できるだけ早期に対応することが望まれる．脊髄症状がなくとも神経根症状を疑う症状が新たに出現した場合は，積極的に脊椎転移を疑い，早期（1週間以内）に MRI 検査を行うことが推奨される[9)]．

　Type II としては，がん治療の倦怠感に起因する廃用，ホルモン治療やステロイド使用による骨粗鬆症や大腿骨頭壊死，化学療法誘発性末梢神経

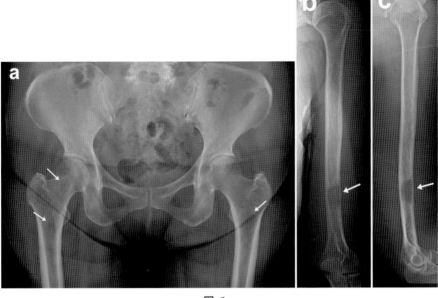

図 2.

a：両股関節正面像，b：左上腕骨正面像，c：左上腕骨側面像

矢印は溶骨部を示す．

60 歳台，女性．がん薬物療法中に両大腿部と左上腕部に痛みを生じるようになった．
単純 X 線写真と身体所見，経過から両大腿骨と右上腕骨は切迫骨折状態と判断し，
両大腿骨髄内定釘固定と右上腕骨プレート固定，術後放射線照射を行う方針とした．

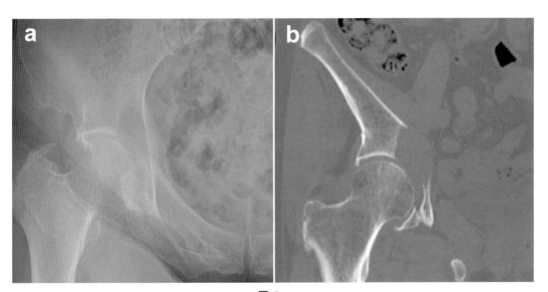

図 3.

a：骨盤インレット像，b：CT 再構成像

80 歳台，女性．右肺に原発性肺がんを疑う陰影があり外来で精査を受けていた．自宅内の階段を昇る
際に右股関節痛を生じるようになり，痛みは悪化傾向にあった．画像検査と身体所見から骨転移による
切迫骨折と診断した．

障害（chemotherapy-induced peripheral neuropathy；CIPN），長期の骨修飾薬使用による非定型大腿骨骨折（atypical femoral fracture；AFF），放射線照射後の骨折などが挙げられる．CIPN は，白金製剤やタキサン系製剤の殺細胞薬に加えイマチニブなどの小分子化合物，リツキシマブなどの抗体薬などの多くの薬剤により生じ，軽症では手袋靴下型の感覚障害が前面に出るが，深部感覚障害が進行すると書字や食事動作，歩行に影響し，ADL は大きく低下する．がん診療では不必要な安静が強いられていないか，CIPN の原因となり得る薬剤や長期間の骨修飾薬を使用していないかを確認することが重要である．婦人科や泌尿器科領域のがん手術により，大腿神経などの神経損傷が起こり得ることも知っておきたい．

　Type Ⅲ については，2023 年に津村らが他科から整形外科へ院内紹介のあった有症状のがん患者 133 例中 91 例が type Ⅲ だったと報告している[10]．がん患者の運動器関連と思われる痛みに遭遇した際はまず骨転移から疑うことが多いが，脊柱管狭窄症，変形性関節症，偽痛風といった併存する運動器疾患も想定することが肝要であり，これらを放置しないように心がけたい．

## 文　献

1) 国立がん研究センターがん情報サービス「がん統計」（全国がん登録）．
2) Nakamura K：A "super-aged" society and the "locomotive syndrome". *J Orthop Sci*, **13**(1)：1-2, 2008.
3) ロコモ チャレンジ！推進協議会，日本リハビリテーション医学会監，ロコモ チャレンジ！推進協議会 がんロコモワーキンググループ 酒井良忠ほか編，チーム医療のためのがんロコモハンドブック，総合医学社，2021.
4) Kawano H, et al：Locomotive syndrome in cancer patients：a new role of orthopaedic surgeons as a part of comprehensive cancer care. *Int J Clin Oncol*, **27**(8)：1233-1237, 2022.
5) Nakamura K, et al：Locomotive Syndrome：Definition and Management. *Clin Rev Bone Miner Metab*, **14**(2)：56-67, 2016.
6) Yoshimura N, et al：Epidemiology of the locomotive syndrome：The research on osteoarthritis/osteoporosis against disability study 2005-2015. *Mod Rheumatol*, **27**(1)：1-7, 2017.
7) Sato M, et al：Assessment of locomotive syndrome in patients with visceral cancer, the comparison with non-cancer patients using propensity score matching. *J Orthop Sci*, **27**(6)：1328-1332, 2022.
　Summary 傾向スコアマッチング後の比較では，がん患者が非がん患者よりもロコモ度が高く，ロコモ度 2 以上はがん患者で 51％であった．
8) Hirahata M, et al：Cancer may accelerate locomotive syndrome and deteriorate quality of life：a single-centre cross-sectional study of locomotive syndrome in cancer patients. *Int J Clin Oncol*, **28**(4)：603-609, 2023.
　Summary 横断研究では，がんロコモの罹患率は 96％と非常に高くロコモ度 3 は 41％であった．高齢で低体重はロコモ度 3 のリスク因子だった．
9) National Collaborating Centre for Cancer(UK)：Metastatic Spinal Cord Compression：Diagnosis and Management of Patients at Risk of or with Metastatic Spinal Cord Compression, 2008.
10) 津村成美ほか：がん診療における運動器管理はどのくらい求められているか？　―院内紹介から見た整形外科ニーズの実態調査―．日整会誌，**97**(2)：S398，2023.

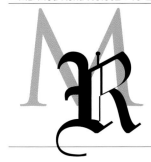

特集／がんロコモ—がん患者の運動器管理とリハビリテーション診療—

# がんの運動器診療
## —がんロコモ診療に必要な分類や評価—

髙木辰哉*

　Abstract　がんの運動器診療は，骨転移を含むがん患者の運動器障害を診る，がんロコモのマネジメントと考えて良い．がん診療と運動器診療の融合する分野であるが，がん診療医は運動器診療に対して知識や経験が少なく，運動器診療に携わる整形外科医やリハビリテーション科医，セラピストはがん診療に対する知識や経験が少ない．これに緩和医療や医療福祉なども絡むことが多く，職種・診療科横断的な視点が必要となる．専門性を持ちながら，お互いのコミュニケーションを図れるような，共通した基盤となる知識はあった方が良い．ここでは，主にリハビリテーション科医やセラピストにとって，基本的ながん診療や運動器障害に関わる評価や分類を記載する．薬剤や外科的治療，緩和医療の詳細については他稿をご参考いただき，基礎的な知識をもとに，1人の患者に対してどのように多診療科・多職種で診療をしていくか，検討することが大切である．この稿が，がんロコモのマネジメントに必要なコミュニケーションツールとして役立てば幸いである．

　Key words　がんロコモ(cancer locomo/locomotive syndrome in cancer patients)，骨転移(bone metastasis)，運動器(motor organ)，予後予測(prognostic prediction)，機能障害(disability/impairment/disorder)

## がん患者の運動器障害

　がんロコモは，がん患者の運動器障害による移動機能の低下を指すが，これには上肢・体幹・下肢のすべてが関連する．特に高齢者の場合は，上肢を使用しての移動動作も多いのが特徴である．運動器の障害があると，がんの診療にも影響が出て，治療継続の不可による生存率の低下や，在宅での介護度が重度になる可能性がある．

　がんロコモのマネジメントは，がんそのものを扱うがん診療医と運動器を扱う診療科である整形外科医やリハビリテーション科医などが連携することで，初めて可能になると言っても良いだろう．また，放射線科や緩和医療科などや，看護師・薬剤師・セラピスト，ソーシャルワーカー等の看護スタッフ・医療専門職との連携も重要である．

　最近，がん患者の臓器別機能障害を扱う学問分野が注目され，Onco-Cardiology(腫瘍循環器学)やOnco-Nephrology(がんと腎臓病学)がすでに確立し，Stroke-Oncology(腫瘍脳卒中学)，Onco-Dermatology(がんと皮膚科学)などが確立しつつある．がんロコモはOnco-Orthopedics(がんと整形外科学)と言うべき領域[1]であり，今後の発展が望まれる．

## 運動機能の評価

　ここでは，日常生活動作(activities of daily living；ADL)の能力，移動機能の低下具合，脊髄損傷の機能評価を紹介する．

* Tatsuya TAKAGI，〒113-8421 東京都文京区本郷2-1-1　順天堂大学医学部緩和医療学研究室，先任准教授／同大学医学部附属順天堂医院整形外科／同リハビリテーション科

**表 1.** Performance Status Score

| | |
|---|---|
| 0 | 全く問題なく活動できる．発病前と同じ日常生活が制限なく行える． |
| 1 | 肉体的に激しい活動は制限されるが，歩行可能で，軽作業や座っての作業は行うことができる． |
| 2 | 歩行可能で自分の身の回りのことはすべて可能だが作業はできない．<br>日中の 50% 以上はベッド外で過ごす． |
| 3 | 限られた自分の身の回りのことしかできない．日中の 50% 以上をベッドか椅子で過ごす． |
| 4 | 全く動けない．自分の身の回りのことは全くできない．<br>完全にベッドか椅子で過ごす． |

(Common Toxicity Criteria, Version2.0 Publish Date April 30, 1999.
http://ctep.cancer.gov/protocolDevelopment/electronic_applications/docs/ctcv20_4-30-992.pdf
JCOG ホームページ http://www.jcog.jp/ より引用)

**表 2.** Barthel Index

**食事**

| | |
|---|---|
| 10点 | 自立，自助具などの装着可，標準的時間内に食べ終える |
| 5点 | 部分介助（たとえば，おかずを切って細かくしてもらう） |
| 0点 | 全介助 |

**歩行**

| | |
|---|---|
| 15点 | 45 m 以上の歩行，補装具（車椅子，歩行器は除く）の使用の有無は問わない |
| 10点 | 45 m 以上の介助歩行，歩行器の使用を含む |
| 5点 | 歩行不能の場合，車椅子にて 45 m 以上の操作可能 |
| 0点 | 上記以外 |

**車椅子からベッドへの移動**

| | |
|---|---|
| 15点 | 自立，ブレーキ，フットレストの操作も含む（非行自立も含む） |
| 10点 | 軽度の部分介助または監視を要する |
| 5点 | 座ることは可能であるがほぼ全介助 |
| 0点 | 全介助または不可能 |

**階段昇降**

| | |
|---|---|
| 10点 | 自立，手すりなどの使用の有無は問わない |
| 5点 | 介助または監視を要する |
| 0点 | 不能 |

**整容**

| | |
|---|---|
| 5点 | 自立（洗面，整髪，歯磨き，ひげ剃り） |
| 0点 | 部分介助または不可能 |

**着替え**

| | |
|---|---|
| 10点 | 自立，靴，ファスナー，装具の着脱を含む |
| 5点 | 部分介助，標準的な時間内，半分以上は自分で行える |
| 0点 | 上記以外 |

**トイレ動作**

| | |
|---|---|
| 10点 | 自立，衣服の操作，後始末を含む，ポータブル便器などを使用している場合はその洗浄も含む |
| 5点 | 部分介助，体を支える，衣服，後始末に介助を要する |
| 0点 | 全介助または不可能 |

**排便コントロール**

| | |
|---|---|
| 10点 | 失禁なし，浣腸，坐薬の取り扱いも可能 |
| 5点 | ときに失禁あり，浣腸，坐薬の取り扱いに介助を要する者も含む |
| 0点 | 上記以外 |

**入浴**

| | |
|---|---|
| 5点 | 自立 |
| 0点 | 部分介助または不可能 |

**排尿コントロール**

| | |
|---|---|
| 10点 | 失禁なし，収尿器の取り扱いも可能 |
| 5点 | 時に失禁あり，収尿器の取り扱いに介助を要する者も含む |
| 0点 | 上記以外 |

（文献 3 より引用改変）

表 3. 機能的自立度評価(FIM)

| | 評価項目 | 点　数 | コメント |
|---|---|---|---|
| セルフケア | 食事 | | |
| | 整容 | | |
| | 清拭 | | |
| | 更衣(上半身) | | |
| | 更衣(下半身) | | |
| | トイレ動作 | | |
| 排　泄 | 排尿コントロール | | |
| | 排便コントロール | | |
| 移　乗 | ベッド・椅子・車椅子 | | |
| | トイレ | | |
| | 浴槽・シャワー | | |
| 移　動 | 歩行あるいは車椅子 | | |
| | 階段 | | |
| コミュニケーション | 理解(聴覚・視覚) | | |
| | 表出(音声・非音声) | | |
| 社会認識 | 社会的交流 | | |
| | 問題解決 | | |
| | 記憶 | | |

＜採点基準＞

7点：完全自立　　6点：修正自立　　5点：監視または準備　　4点：最少介助

3点：中等度介助　　2点：最大介助　　1点：全介助

（文献4より引用）

## 1．パフォーマンス・ステータス(PS)

Performance Status(PS)は，全身状態の指標で，日常生活の制限の程度を見るものである．多くのがん治療がPS 0〜2の状態でないと，むしろ治療によるデメリットが高いとして選択されない傾向にある．骨転移を含む運動器の障害で一時的にPS 3〜4になった場合は，適切な治療で回復できるので，治療の対象となり得る．また，一部の分子標的薬や免疫チェックポイント阻害剤は，PS 3程度でも投与可能と判断される傾向にある．JCOG(日本臨床腫瘍グループ)のものを示す[2](**表1**).

## 2．Berthel Index(BI)

日常生活動作の機能的評価を数値化したもので，10項目100点満点で点数が高いほど基本的生活動作が可能と判断する[3]．評価が簡易でわかりやすいが，小さい変化は反映しにくく，高齢者の自発性低下などは評価しにくい．合計40点以下で重介助，60〜80点で軽介助，85点以上は自立可能

の大まかな目安となる(**表2**).

## 3．機能的自立度評価(FIM)

Functional Independence Measure(FIM)の日本語訳である．1986年にGrangerらによって開発されたADL評価法[4]．運動項目と認知項目の計18項目で，各項目を1〜7点の7段階で評価する．医療従事者以外でも評価可能であり，ADLの変化を見ることができて，広く用いられている(**表3**).BIが移動能力とセルフケアに焦点が当たっているのに対し，社会認知などより細かく幅広い日常生活の能力を見ることができる．評価に時間がかかり主観が入りやすいが，点数の変化による改善についてはわかりやすいとされる．

## 4．ロコモ度

日本整形外科学会が2007年に，運動器の障害によって移動機能の低下した状態をロコモティブシンドローム(通称ロコモ)と提唱し，その程度をみるテストがロコモ度テストである[5]．ロコモ度は3

**表 4**．AIS：アメリカ脊髄損傷協会の機能障害尺度

| |
|---|
| A＝完全：S4〜S5 の知覚・運動ともに完全麻痺 |
| B＝不全：S4〜S5 を含む神経学的レベルより下位に知覚機能のみ残存 |
| C＝不全：神経学的レベルより下位に運動機能は残存しているが，主要筋群の半分以上が筋力 3 未満 |
| D＝不全：神経学的レベルより下位に運動機能は残存しており，主要筋群の少なくとも半分以上が筋力 3 以上 |
| E＝正常：運動・知覚ともに正常 |

（文献 6 より引用改変）

つのテストから判定され，下肢筋力を調べる立ち上がりテスト，歩幅を調べる 2 ステップテスト，体の状態・生活状況を調べるロコモ 25 がある．それぞれでロコモ度 1：移動機能の低下が始まっている，ロコモ度 2：移動機能の低下が進行している，ロコモ度 3：移動機能の低下が進行し，社会参加に支障をきたしている，に当てはまるかどうかをみて，最も低いもので判定する．比較的早期からの運動器障害を捉えることができるツールである．

### 5．アメリカ脊髄損傷協会の機能障害尺度（AIS）

アメリカ脊髄損傷協会（American Spinal Injury Association：ASIA）の機能障害尺度（Impairment Scale：AIS）は，脊髄損傷の評価の 1 つで，よく使用されるものである[6]（**表 4**）．麻痺の概略を簡便に把握できるが，実際の日常動作を反映しているとは言いがたい．D より悪いと自力での移動は困難となる．

### がん診療で使用する評価と分類

ここでは，がん診療で用いる基本的な評価や分類の中で，がん種によらず用いられる普遍的なものを挙げる．

### 1．UICC の TNM 分類／病期分類

国際対がん連合（UICC；Union for International Cancer Control）が，がんの進行度を判定する基準として，国際的に活用されている分類方法で，TNM 分類自体は，1940 年代ごろにフランスの Pierre Denoix が開発したとされ，1982 年世界各国が統一の TNM 分類の使用を確立したようである[7]．がん種によって細かい分類は異なるため，詳細は各がん種の取り扱い規約などをご参照いただきたい．ここでは，がん全体の大まかな基準を述べる．

T（Tumor：がんが発生した臓器の中での，がんの深さと広がり），N（Node：リンパ節転移があるかどうか），M（Metastasis：他の臓器に転移しているかどうか）の 3 つの基準で，病期（ステージ）を評価する．病期は，そのがんがどの程度進行しているかを表し，治療を行う際の目安となり，TNM 分類の評価により，0〜Ⅳ の 5 段階に分けられる．

各病期の特徴を大まかに示すと，0〜Ⅱ 期はがんが発生した臓器に留まっている状態で，がんの広がりや深さで病期が決定される．Ⅲ 期は臓器に隣接するリンパ節に転移が確認された状態で，Ⅳ 期は他臓器への転移が確認された状態となる．病期の数字が小さいほどがんの広がりが少なく，治療効果が得やすい．Ⅳ 期は基本的に進行がんであり，根治は難しい状況とされる[8]．

### 2．痛みの評価

がんの疼痛は，原因としては，がん自体が直接の原因となるもの（がんの浸潤や増大，転移など）・がん治療に伴うもの（抗がん剤や放射線，手術によって生じる口内炎，リンパ浮腫や創部痛など）があるが，両者に当てはまらないもの，病巣から離れた部位の関連痛なども認めることがあり，さらにがん以外に原因がある疼痛との鑑別も重要である．また，痛みの性質によって，侵害受容性疼痛（体性痛と内臓痛）および神経障害性疼痛に分類される．最近では，痛覚変調性疼痛という，どれにも当てはまらない痛みがあることが判明してきている．

痛みの評価として，部位・範囲や経過，持続や突出などのパターン，ズキズキやビリビリなどの性状等が薬剤選択や原因検索に有用であり，さら

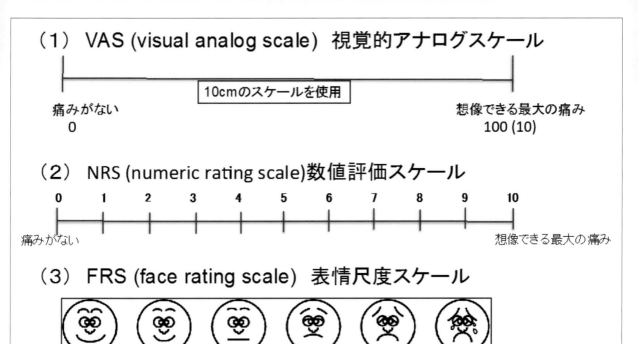

**図 1.** 痛みの強さの指標
(厚生労働省研究班「痛みの教育コンテンツ」より改変)

に痛みが増悪する因子(不眠・疲労・不安など)を取り除き,軽快する因子(安静・保温・リラックスなど)を取り入れるなどを検討することも重要である.

痛みの強さについてのアセスメントツールとしては,visual analogue scale(VAS)[9],numerical rating scale(NRS)[10],face rating scale(FRS)[11]が主に使用される(**図 1**).VAS は,10 cm の線を引いて,左端が0(まったく痛みなし),右端が100(想像できる最悪の痛み)として,患者に0~100のどのあたりかを指してもらうことによって,痛みを評価する.NRSは,直線を痛みがない:0から,最大の痛み:10 までの 11 段階に区切って患者自身に現在の痛みに相応する数値を示してもらい,評価する.FRS は,小児でも評価できるように痛みの表現を言語や数値でなく,人の顔の表情で評価するスケールである.自分の心情に近い表情を選んでもらい,痛みを評価する.

**3.QOL 評価**

日常生活の質(quality of life;QOL)は身体的・精神的・社会的な活動を含めた総合的な活力,満足度を表す指標である.WHO では,「個人が生活する文化や価値観の」中で,目標・基準・関心などに関する自分自身の人生に対する認識」としている.満足感・充実感・幸福感というような価値観を基準に判定される.様々な評価法があるが,ここでは代表的な 2 つを紹介する.

SF-36®:MOS 36-Item Short-Form Health Survey QOL は,米国の大規模な医療評価研究からでてきた健康関連の QOL を測定する包括的尺度で,様々な疾患について測定可能である[12].国民標準値を基準にして,対象群の健康状態を検討することができる.8 つの健康概念である,身体機能・日常役割機能(身体)・体の痛み・全体的健康感・活力・社会生活機能・日常役割機能(精神)・心の健康を測定する 36 問から構成される.詳細な点数算出などの評価で使用する場合は,使用手続きが必要となる.

EQ-5D:EuroQol 5 Dimension は,欧州の研究者グループである EuroQol Group により開発された[13].現在は世界中で用いられている健康関連 QOL を測定するための包括的評価尺度で,SF-

表 5. 生命予後の予測（片桐）

| 原発巣の<br>進行速度 | 遅い | ホルモン依存性の乳がん・前立腺がん，甲状腺がん，多発性骨髄腫，悪性リンパ腫 | 0 |
|---|---|---|---|
| | 中等度 | 分子標的薬で治療された肺がん，ホルモン非依存性の乳がん・前立腺がん，腎細胞がん，子宮体がん・卵巣がん，肉腫，その他 | 2 |
| | 早い | 分子標的薬で治療されていない肺がん，大腸がん，胃がん，膵がん，頭頚部がん，食道がん，その他泌尿器がん，悪性黒色腫，肝細胞がん，胆嚢がん，子宮頚がん，原発不明がん | 3 |
| 内臓転移 | | 結節状の転移もしくは脳転移 | 1 |
| | | 播種性転移（胸膜・腹膜・髄膜播種） | 2 |
| 血液検査 | | 異常あり（CRP≧0.4 mg/dL，LDH≧250 IU/L，アルブミン＜3.7 g/dL） | 1 |
| | | 重大な異常（血小板＜10万/$\mu$L，血清カルシウム≧10.3 mg/dL，総ビリルビン≧1.4） | 2 |
| ECOG PS | | 3 もしくは 4 | 1 |
| 過去の化学療法 | | | 1 |
| 多発骨転移 | | | 1 |
| **合計** | | | 10 |

＜高得点ほど生命予後は不良＞
7点以上：1年の時点で6%生存　3点以下：1年の時点で91%生存

（文献 14 より引用改変）

36[8]と同様に様々な疾患で使用できる．5つの指標である，移動の程度・身の回りの管理・普段の生活・痛みや不快感・不安やふさぎ込みを3段階で評価する．近年5段階評価のEQ-5D-5Lが開発され，信頼性・妥当性が検討されている．評価としての使用には，やはり申し込みが必要となる．

**4．生存期間・生存率**

がん関連では臨床試験で，薬剤の疾患に対する効果を評価する時に使用される言葉であるが，がんを専門としない医療者や一般人には誤解も多い言葉でもある．

「全生存期間」（overall survival；OS）は，診断された時，あるいは研究の開始時（登録）から対象者が死亡するまでの期間のことで，死因は問わない．「無病生存期間」（disease free survival；DFS）は，治療後に，がんの再発や他の病気がなく生存している期間を指す．臨床試験では，研究の開始時から客観的な再発またはあらゆる原因による死亡のどちらか早い方までの時間，と定義される．「無増悪生存期間」（progression free survival；PFS）は，治療中あるいは治療後に，がんが進行せず安定した状態である期間のことである．臨床試験では，研究の開始時から客観的な腫瘍増悪またはあらゆる原因による死亡のどちらか早い方までの時間，と定義される．最近は，進行がん症例の治療効果で，こちらを使用することも多い．がんに罹患しつつ，長期間にわたり安定した病態で生活の質を保つことができるようになり，それを評価する意味が大きくなったことが影響していると思われる．

「生存率」は，ある一定期間経過した集団で，その時点で生存している人の割合のことで，％で示される．がんの治療成績を示すものとして，5年生存率がよく使用される．5年相対生存率もよく用いられるが，これは，あるがんと診断された人の中で，5年後に生存している人の割合が，性別・生まれた年・年齢の分布を同じくする日本人の集団と比較して，どのぐらい低いかを表すものである．100%に近いほど治療で生命を救えている，0%に近いほど治療で生命を救い難いがんであることを意味する[8]．

表 6. 転移性骨腫瘍における脊椎不安定性の評価（spinal instability neoplastic score：SINS）

| | | 点数 |
|---|---|---|
| 転移部位 | 移行部（後頭部-C2，C7-T2，T11-L1，L5-S1） | 3 |
| | 脊椎可動部（C3-6，L2-4） | 2 |
| | ある程度強固な部位（T3-10） | 1 |
| | 強固な部位（S2-5） | 0 |
| 動作や脊椎への負荷時の疼痛 | あり | 3 |
| | 時に疼痛がある | 1 |
| | 疼痛はない | 0 |
| 腫瘍の性状 | 溶骨性変化 | 2 |
| | 混合性変化 | 1 |
| | 造骨性変化 | 0 |
| 椎体アライメント | 脱臼や亜脱臼の存在 | 4 |
| | 後弯や側弯変形の存在 | 2 |
| | アライメント正常 | 0 |
| 椎体圧壊 | 50%以上の椎体圧壊 | 3 |
| | 50%以下の椎体圧壊 | 2 |
| | 椎体の 50%以上が腫瘍浸潤されているが，椎体圧壊はない | 1 |
| | いずれもない | 0 |
| 脊椎の後外側への病変浸潤 | 両側性 | 3 |
| | 片側性 | 1 |
| | なし | 0 |

＜転移性脊椎病変の不安定性スコアリング＞
6点以下：安定性あり　7～12点：中等度　13点以上：不安定性あり

（文献 15 より引用改変）

## 骨転移診療で使用する評価と分類

ここでは，がんロコモの診療で中心となる，骨転移診療で使用する予後予測，脊椎転移の状態評価，長管骨の切迫骨折の評価を紹介する．

### 1．新片桐スコア

骨転移を発症した時点から，がん種を問わずどの程度の予後があるかを，おおよそ予測する指標で，旧バージョンである片桐スコアを改良して，2014 年に発表している[14]．骨転移に対する外科的治療を含むマネジメントを行う際に，参考となるだけでなく，がん診療を行う主治医の意見と照らし合わせて，検討する時にも役に立つツールである（表5）．ただし，高齢者の合併症や最近の免疫チェックポイント阻害剤による治療などは考慮に入っておらず，大まかな評価として使用することをおすすめする．

### 2．Spinal instability neoplastic score（SINS）

SINS が通称で用いられることが多く，脊椎転移による脊柱不安定性を表すスケールとして広く用いられるようになった[15]．外科的治療の介入についての指標として作成されたが，全身治療の奏効性の向上や放射線治療の高精度化によって，治療効果によって変化する脊柱不安定性の評価にも使用されるようになってきた（表6）．

### 3．Epidural spinal cord compression scale（ESCC scale）

脊椎転移では，腫瘍が脊柱管内に進展して脊髄が圧迫されて脊髄麻痺をきたすが，腫瘍による脊髄圧迫の程度を表したスケールである[16]．脊椎転移に対する局所治療は，全身状態と予後予測，脊椎の不安定性と脊髄の圧迫具合，薬剤や放射線の感受性，神経学的所見とその進行速度なども考慮

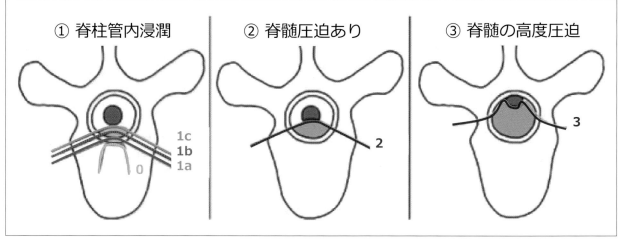

① 脊柱管内浸潤　　② 脊髄圧迫あり　　③ 脊髄の高度圧迫

1c
1b
1a
0

2

3

図 2. Epidural spinal cord compression scale（ESCC/Bilsky scale）

| | 点　数 | | |
|---|---|---|---|
| | 1 | 2 | 3 |
| 部　位 | 上肢 | 下肢 | 転子部 |
| 疼　痛 | 軽度 | 中等度 | 重度 |
| 性　状 | 造骨性 | 混合性 | 溶骨性 |
| 大きさ | <1/3 | 1/3～2/3 | >2/3 |

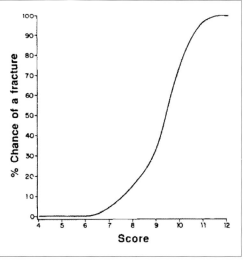

図 3. 長管骨転移による骨折のリスク

（文献 17 より引用改変）

に入れながら検討される．脊髄圧迫の状態はその 1 つの指標となる（**図 2**）．

### 4．Mirels score

長管骨の骨転移による病的骨折のリスクを予測する指標[17]．8～9 点で外科的治療を検討とされるが，1989 年の発表であり，35 年の経過で全身治療，骨修飾薬，放射線治療，外科的治療，リハビリテーションも大きく変わってきている．スコアはその時点での骨折リスクの参考にはなる（**図 3**）が，以前と同様に病的骨折のリスクを考えるかどうかは，現在では不明瞭な部分もある．

### おわりに

運動器診療やがん診療，骨転移診療で必要となる代表的な評価や分類を挙げてきたが，これらを踏まえて，職種・診療科横断的な診療を展開することが重要である．中心となるのは患者であり，そのための評価・分類である．バランス感覚をもって多くの患者や医療者が理解・納得できる方向性を見出すために利用していただきたい．

## 文 献

1) 高木辰哉：整形外科医のための骨転移診療概論. 臨整外, **58**(12)：1423-1429, 2023.
2) Common Toxicity Criteria, Version2.0 Publish Date April 30, 1999.
〔http://ctep.cancer.gov/protocolDevelopment/electronic_applications/docs/ctcv20_4-30-992.pdf〕
JCOG ホームページ.
〔http://www.jcog.jp/〕
3) Mahoney FI, Barthel D：Functional evaluation：the Barthel Index. *Md State Med*, **14**：61, 1965.
4) Granger CV, et al：Guide for use of uniform data set for medical rehabilitation. Buffalo General Hospital, 1986.(千野直一監訳, FIM；医学的リハビリテーションのための統一的データセット利用の手引き, 医学書センター, 1991.)
5) ロコモ度テスト | ロコモ ONLINE | 日本整形外科学会公式 ロコモティブシンドローム予防啓発公式サイト.
〔http://locomo-joa.jp/check/test〕
6) Maynard FM, et al：International standards for neurological and functional classification of spinal cord injury. *Spinal Cord*, **35**：266-274, 1997.
7) UICC：TNM classification of malignant tumors (ed 4). Geneva, International Union against Cancer, 1987.
8) 国立研究開発法人国立がん研究センター：がん情報サービス.
〔https://ganjoho.jp〕
9) Aitken RC, et al：A growing edge of measurement of feelings [*Abridged*]：Measurement of feelings using visual analogue scales. *J R Soc Med*, **62**(10)：989-993, 1969.
10) John T Farrar, et al：Clinical importance of changes in chronic pain intensity measured on an 11-point numerical pain rating scale. *Pain*, **94**(2)：149-158, 2001.
11) Bieri D, et al：The faces pain scale for the self-assessment of the severity of pain experienced by children：development, initial validation, and preliminary investigation for ratio scale properties. **Pain**, **41**(2)：139-150, 1990.
12) Tarlov AR, et al：The Medical Outcome Study, an application of methods for monitoring the results for medical care. *JAMA*, **262**(7)：925-930, 1989.
13) Brooks R with the EuroQol Group：EuroQol：the current state of play. *Health Policy*, **37**(1)：53-72, 1996.
14) Katagiri H, et al：New prognostic factors and scoring system for patients with skeletal metastasis. *Cancer Med*, **3**：1359-1367, 2014.
　Summary 予後予測には, 骨転移でも徳橋や富田によるもの, 疾患特異的なものなどもある. 新片桐分類は, 分子標的薬や過去の治療を入れた評価であり, おおまかな予後予測には現在でも有用性が高いと思われる.
15) Fisher CG, et al：A novel classification system for spinal instability in neoplastic disease：an evidence-based approach and expert consensus from the Spine Oncology Study Group. *Spine (Phila Pa 1976)*, **35**：E1221-E1229, 2010.
　Summary 外科と放射線科の両者から汎用性・妥当性を評価されている指標であり, 脊椎転移の外科的治療の適応に重要な脊柱不安定性を見る, 共通評価を最初に発表したもの.
16) Bilsky MH, et al：Reliability analysis of the epidural spinal cord compression scale. *J Neurosurg Spine*, **13**：324-328, 2010.
17) Mirels H：Metastatic disease in long bones：a proposed scoring system for diagnosing impending pathological fractures. *Clin Orthop Relat Res*, **249**：256-265, 1989.

MB Med Reha **No.302** : 22-28, 2024

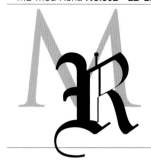

特集／がんロコモ―がん患者の運動器管理とリハビリテーション診療―

# がんロコモ診療に必要ながん薬物治療の基礎知識

今村善宣*

Abstract　がん薬物療法は様々な有害事象を引き起こすが，全身倦怠感や悪心・嘔吐に伴う活動性低下を含め，ほぼすべての抗悪性腫瘍薬ががんロコモを引き起こすリスクがあると考えてよい．がん患者の生存期間が延びる中でがんロコモの頻度が増加しており，治療中・治療後の健康状態や身体機能の維持への注目が高まっている．患者の生活の質を最大限に保つためには，がん薬物療法医と整形外科医，リハビリテーション科医，リハビリテーションスタッフとの協力がますます不可欠である．がん薬物療法医は有害事象共通用語規準(Common Terminology Criteria for Adverse Events；CTCAE)v5.0 に沿って有害事象評価をしており，共通言語として理解しておくことがまず重要である．本稿では，特に運動器(骨，筋肉・関節，神経)や心臓に関する有害事象を中心に各薬剤とその有害事象の管理方法，支持療法について概説する．

Key words　がん薬物療法(cancer drug therapy)，有害事象共通用語規準(Common Terminology Criteria for Adverse Events；CTCAE)，免疫関連有害事象(immune-related adverse event；irAE)

## はじめに

　がん薬物療法の有害事象は多岐にわたるが，全身倦怠感や悪心・嘔吐に伴う活動性低下を含めると，ほぼすべての抗悪性腫瘍薬ががんロコモを引き起こすリスクがある．また狭義には，運動器への直接的な有害事象が問題となる．有害事象の評価は有害事象共通用語規準(Common Terminology Criteria for Adverse Events；CTCAE)v5.0 に沿って行われている[1]（**表1**）．論文記載もカルテ記載もこの Grade 評価に基づいているため，まず共通言語として理解することが重要である．

　以下，各論としてまず全身倦怠感と悪心・嘔吐について，続いて運動器系の障害を及ぼす代表的な薬剤とその有害事象の管理方法，支持療法について概説する．

## 悪液質・全身倦怠感

　悪液質はがん患者の 50〜80％ に随伴し，死因の最大 20％ を占めるとされる[2]．炎症性サイトカインによる異化亢進はサルコペニアを引き起こし，全身倦怠感をもたらす．全身性炎症性マーカーとして，modified Glasgow prognostic score (mGPS) や neutrophil-to-lymphocyte ratio (NLR) などが一般採血で簡易的に評価できることが知られており，予後推定にも役立つ[3][4]（**表2**）．

　抗悪性腫瘍薬が奏効すれば，がん悪液質も改善し，全身倦怠感は軽快に向かう．一方で，非奏効であれば抗悪性腫瘍薬の有害事象としての全身倦怠感も合わさって患者を一層苦しめることとなる．特に根治が目指せない多くの再発転移の固形がんでは，その区別を厳密に行うことは至難であるが，抗悪性腫瘍薬による全身倦怠感が1〜2週間

* Yoshinori IMAMURA, 〒 910-1193 福井県吉田郡永平寺町松岡下合月 23-3　福井大学学術研究院医学系部門（附属病院部）がん診療推進センター，助教

表 1. 有害事象共通用語規準（Common Terminology Criteria for Adverse Events；CTCAE）

| | |
|---|---|
| Grade 1 | 軽傷；症状がない，または軽度の症状がある；臨床所見または検査所見のみ；治療を要さない |
| Grade 2 | 中等症；最小限／局所的／非侵襲的治療を要する；年齢相応の身の回り以外の日常生活動作の制限 |
| Grade 3 | 重症または医学的に重大であるが，ただちに生命を脅かすものではない；入院または入院期間の延長を要する；身の回りの日常生活動作の制限 |
| Grade 4 | 生命を脅かす；緊急処置を要する |
| Grade 5 | AE による死亡 |

※Grade 説明文中のセミコロン（；）は「または」を意味する．
米国国立がん研究所（NCI；National Cancer Institute）によって策定された有害事象（AE）共通用語規準．CTCAE v5.0 が最新版である（2024 年 1 月時点）．日本語版は，日本臨床腫瘍グループによって作成・公開されている[1]．一般的な Grade は上記の 5 段階に分類される．さらに，それぞれの有害事象について Grade 分類の詳細が定義されている．

（文献 1 より引用）

表 2. 全身性炎症性マーカーの定義と解釈

| 定義 | スコア／比率 |
|---|---|
| **modified Glasgow prognostic score（mGPS）** | |
| • CRP≦0.5（mg/dl）かつ アルブミン≧3.5（g/dl） | 0（予後良好） |
| • CRP>0.5（mg/dl）または アルブミン<3.5（g/dl） | 1 |
| • CRP>0.5（mg/dl）かつ アルブミン<3.5（g/dl） | 2（予後不良） |
| **neutrophil-to-lymphocyte ratio（NLR）** | |
| • 好中球数（/μl）／リンパ球数（/μl） | <3（予後良好） |
| • 好中球数（/μl）／リンパ球数（/μl） | 3≦～<5 |
| • 好中球数（/μl）／リンパ球数（/μl） | ≧5（予後不良） |

を超えることは稀であり，臨床経過から各々の割合を推定することになる．

全身性コルチコステロイドのがん悪液質に対する有効性が以前より検討されているが，現時点ではそれを支持または否定するだけの十分な根拠に乏しい[5]．さらなる質の高い大規模無作為化比較試験が必要である．

アモレナリンは成長ホルモン放出促進因子受容体タイプ 1a（GHS-R1a）の内因性リガンドであるグレリン様の薬理作用を有する経口投与可能な低分子薬剤であり，食欲不振を伴う体重減少を愁訴とするがん悪液質の治療薬として本邦で初めて承認された[6]．適応となるがんは非小細胞肺がん，胃がん，膵臓がん，大腸がんの 4 がん種に限定されているが，これまで有効な治療法がなかったがん悪液質の治療薬として，医療現場に新たな展望をもたらすことが期待されている．

また近年，化学療法関連の食欲不振に対してオランザピンの有効性がインドより報告されている[7]．その結果，オランザピン群ではプラセボ群よりも 5%以上の体重増加があり，また，視覚的アナログ尺度（VAS）および QOL 質問票を用いた慢性疾患治療の機能評価-食欲不振／悪液質サブスケール（FAACT ACS）による評価で，食欲改善が得られた患者の割合が高かった．保険適用上の制約もあるが，安価で簡便な薬剤であり，今後のさらなる検証が期待される．

## 悪心・嘔吐

抗悪性腫瘍薬に伴う悪心・嘔吐（chemotherapy-induced nausea and vomiting；CINV）は使用されるレジメンと患者背景に応じてリスクが分

**表 3.** 催吐リスクと推奨催吐療法

| リスク | 推奨される主な薬剤 | ステロイド | HT3 受容体拮抗薬 | NK1 受容体拮抗薬 | オランザピン |
|---|---|---|---|---|---|
| 高度 | シスプラチン | ○ | ○ | ○ | ○ |
| 中等度 | オキサリプラチン<br>トラベクテジン<br>アドリアマイシン | ○ | ○ | △ | |
| 軽度 | パクリタキセル<br>ドセタキセル | ○ | | | |
| 最小度 | ビンクリスチン<br>ニボルマブ<br>ペムブロリズマブ<br>トラスツズマブ | | | | |

類されており，そのカテゴリに応じて予防的制吐療法の推奨が定められている[8)9)]（**表3**）．高催吐リスクとして最も代表的な薬剤はシスプラチンである．メトクロプラミドの有効性が確認されるまで，中央値で1日10.5回の嘔吐を認めていたが[10)]，ステロイド，HT3受容体拮抗薬，NK1受容体拮抗薬，オランザピンの併用により，現在では頓用の制吐剤も使用せずに済む患者は60〜70%に達し，嘔吐に至る患者は5〜10%にまで抑えられている[11)]．

なお，近年では催吐リスクに応じたレジメンオーダーが各施設で組まれているため，基本的な予防策は患者全員になされていると考えてよい．それでも突出性悪心・嘔吐が生じてしまった場合には，1段階上のカテゴリの制吐療法レジメンを使用したり，頓用薬（メトクロプラミドやロラゼパムなど）を追加したりするなどで対応する．

## 骨

### 1．アロマターゼ阻害薬：骨粗鬆症

乳がんの60〜70%でエストロゲン受容体／プロゲステロン受容体が陽性である．これらLuminalタイプに対しては，周術期においても進行再発例においてもホルモン療法が標準治療の主軸であり，非浸潤がんを除いてほぼ全例に用いられる（逆にホルモン受容体陰性例には無効であり用いられない）．閉経前Luminal乳がんの標準治療薬であるタモキシフェンが骨密度上昇に働くのに対し，閉経後Luminal乳がんの標準治療薬であるア

ロマターゼ阻害薬は骨密度低下に働く．一般高齢女性でも骨粗鬆症はcommon diseaseであり，骨折によりADLが低下し，ひいては生命予後にまで悪影響を及ぼすことが知られている[12)]．その状況下で，アロマターゼ阻害薬を術後治療として5〜10年，進行再発例でも数年にわたって継続使用するとなれば，骨粗鬆症が悪化・顕在化するリスクは十分考慮されるべきである．使用前，ならびに使用中も1年ごとには骨密度を測定し，骨粗鬆症薬の併用の是非を検討していく必要がある．

なお，高齢のLuminal乳がんに対してはタモキシフェンよりもアロマターゼ阻害薬の方が高い抗腫瘍効果を示す一方で，骨粗鬆症リスクが高まるため，結果的に予後改善効果が薄まることが知られている[13)]．したがって，乳がんのステージや余病による予後見積もりによっては，骨折回避を優先してタモキシフェンを選択する場合もある．

### 2．骨修飾薬：非定型大腿骨骨折，骨痛

転移性骨腫瘍ならびに多発性骨髄腫における骨関連有害事象（病的骨折，脊髄圧迫症状，外科治療／放射線治療の介入，高カルシウム血症の発症をイベントとした複合エンドポイント）に対し，骨修飾薬の予防効果が確立している[14)〜16)]．一方，その急性期有害事象として発熱や骨痛の（多くは翌日〜翌々日），晩期有害事象として顎骨壊死のリスクがある．前者にはNSAIDs頓用などで対症的に対応する．後者には事前の歯科受診を必須とし抜歯などの処置をあらかじめ行うなどする．

なお，がん患者に対する骨修飾薬の至適治療期

間については明確に定まっていないが[17]，年単位の長期連続使用によりチョーク現象(骨梁が硬くなり過ぎてしなやかさを失う)による非定型大腿骨骨折が生じる懸念もあり，一定の休薬期間の設定も検討される[18]．がん治療の進歩により，転移性骨腫瘍を持ちながらも5年以上生存する患者も増加している．しかし，骨修飾薬を漫然と継続することが患者にとって不利益をもたらす可能性もあり，慎重なアプローチが必要である．

### 3．G-CSF 製剤：骨痛

骨髄抑制は抗悪性腫瘍薬と不可分な有害事象であるが，使用されるレジメンと患者背景に応じてその程度はバラつく．G-CSF 製剤は好中球減少症に対する支持療法として臨床開発された．当初は1日製剤のみで連日皮下注射を要していたところ，近年 PEG 化製剤が上市され，11日分を短回投与できるようになったことで一気に利便性が増した．また，コロナ禍も相まって使用頻度は高まっているように思われる．その主たる目的は発熱性好中球減少症の予防，ならびに治療強度維持である[19]．一方，その急性期有害事象として発熱や骨痛(多くは翌日～数日間)が挙げられ，NSAIDs などの対症療法を要することがある．

### 筋肉・関節

### 1．微小管阻害薬：筋肉痛・関節痛

作用機序やリスク因子は解明されていないが，症状の発症タイミングから，微小管阻害に伴う炎症反応が原因であると考えられている[20]．用量依存性があり，左右対称性で大関節に多いとされる．パクリタキセルやドセタキセルなどのタキサン系薬剤の方が，ビノレルビンなどのビンカアルカロイド系薬剤よりも高頻度である．

NSAIDs やアセトアミノフェンなどの鎮痛薬による対策が最も一般的である．ただし，鎮痛薬の副作用管理にも留意すべきであり，特に週1回のパクリタキセルのような投与スケジュールを持つ抗がん薬では注意が必要である．また，ドセタキセルによる乳がん術前化学療法中にセレコキシブを使用することで，特に COX-2 過剰発現に関与する遺伝子 PTGS2 の低発現例およびエストロゲン受容体陰性例において，無イベント生存期間(腫瘍増大・局所／遠隔再発・死亡)が短縮する可能性が報告されている[21]．そのため，乳がんの治療においては周術期療法を含む際，COX-2 阻害剤の使用を避けるべきである．

### 2．アロマターゼ阻害薬：関節痛

関節の滑膜や軟骨にはエストロゲン受容体が発現しており，エストロゲンにより機能が維持され，アロマターゼ阻害薬によるエストロゲン枯渇が関節痛を2次的に引き起こすと考えられている．アロマターゼ阻害薬を使用した患者のうち，47%が関節痛を訴え，微小管阻害薬の治療を受けた患者では発現リスクが4倍以上高いとする報告もあり，過小評価されている可能性がある[22]．更年期障害の症状と同様に手指などの小関節に多く，時に関節リウマチとの鑑別を要する．

NSAIDs，アセトアミノフェンなどの薬物は，対症療法として有効であり，これらを使用した患者の過半数で効果が得られる．薬物療法で対処が難しい場合でも，治療を中止せずに他の内分泌療法薬(他のアロマターゼ阻害薬やタモキシフェンなど)に変更することが望ましい．

### 3．トラベクテジン：横紋筋融解症

トラベクテジンは2015年12月に進行軟部肉腫に対して使用可能になった抗悪性腫瘍薬である[23]．従来薬にない作用機序を有しているとされる(DNA の副溝部分に結合し，ヌクレオチド除去修復機構を阻害することなどにより細胞死および細胞周期停止を誘導し，腫瘍の増殖を抑制する)．稀ながら重篤な有害事象として横紋筋融解症が知られている(国内臨床試験：1.4%，特定使用成績調査：3.2%)．症状および徴候として筋力低下，筋肉痛，赤褐色尿があるが，この3徴すべてが揃うことは稀とされる．CK 値の定期モニタリングが重要であり，発症時は直ちに投薬を中止して輸液で尿量を確保することが肝要である．

表 4. 本稿で取り上げた主な薬剤と副作用，対応のまとめ

| 主な薬剤 | 副作用 | 対応 |
|---|---|---|
| シスプラチン | 悪心・嘔吐 | ステロイド，HT3 受容体拮抗薬，NK1 受容体拮抗薬，オランザピン |
| アロマターゼ阻害薬(アナストロゾール，レトロゾール) | 骨粗鬆症 | 骨密度モニター→骨修飾薬併用 |
| | 関節痛 | 対症療法(NSAIDs，アセトアミノフェン) |
| 骨修飾薬(ゾレドロン，デノスマブ) | 骨痛 | ゾレドロン：5 年投与後に 3 年休薬<br>デノスマブ：10 年間投与の安全性確認済 |
| G-CSF 製剤(ペグフィルグラスチム) | 骨痛 | 対症療法(NSAIDs，アセトアミノフェン) |
| 微小管阻害薬(パクリタキセル，ドセタキセル，ビンクリスチン) | 筋肉痛・関節痛 | |
| | 末梢神経障害 | 対症療法(ミロガバリン，サインバルタ) |
| オキサリプラチン | 末梢神経障害 | |
| トラベクテジン | 横紋筋融解症 | CK 測定→大量補液 |
| 免疫チェックポイント阻害薬(ニボルマブ，ペムブロリズマブ，アテゾリズマブ) | 関節炎 | Grade 1：継続＋対症療法<br>Grade≧2：休止／中止＋ステロイド等 |
| | 筋炎 | CK 測定→心筋炎合併除外<br>Grade 1：継続＋対症療法<br>Grade≧2：休止／中止＋ステロイド等 |

#### 4．免疫チェックポイント阻害薬：関節炎

滑膜液における著明な IFNγ 産生細胞の増加と Treg の拡大が関与しているとされる[24]．Grade 1 の関節炎の際には，免疫チェックポイント阻害薬を継続したうえで，アセトアミノフェンや NSAIDs などの対症療法が検討される[25]．症状が改善しない場合や Grade 2 以上の場合には，免疫チェックポイント阻害薬の投与を一時中止し，リウマチ・膠原病内科医との協議を経て，ステロイドの投与などが検討される．診断に有効な検査としては，赤血球沈降速度や CRP などの炎症性マーカー，リウマチ因子，抗核抗体，抗シトルリン化ペプチド抗体の測定，X 線，関節超音波などが挙げられる．

#### 5．免疫チェックポイント阻害薬：筋炎

明確な病態機序は不明だが，各種筋肉自己抗原の関与が報告されており，T 細胞介在性の自己免疫機序が重要であると考えられている[26]．体幹・四肢近位筋優位の筋力低下，筋痛，CK 高値といった筋炎としての一般的所見に加え，眼瞼下垂などの重症筋無力症を疑わせるような症状をしばしば示すのが特徴である．さらに，心筋炎も合併していることもあり，致死率が高いことから必ず心筋逸脱酵素や心電図などの追加で確認して除外に努める[27]．関節痛の時と同様，Grade 1 の筋炎のみであれば，対症療法にて免疫チェックポイント阻害薬を継続する．症状が改善しない場合や Grade 2 以上の場合には，免疫チェックポイント阻害薬の投与を休止し，リウマチ・膠原病内科医との協議を経て，ステロイドの投与などを検討する．心筋炎合併が疑われる場合は直ちに免疫チェックポイント阻害薬の投与を中止し，循環器内科との協議を経て，免疫抑制剤の投与などを検討する[25]．

### 神　経

#### 1．微小管阻害薬：末梢性感覚神経障害

タキサン系抗がん薬は，微小管阻害作用によって四肢遠位部位優位の手袋-靴下型の感覚異常を引き起こす[28]．パクリタキセル毎週投与法において特に発症頻度が高い．通常，投薬中止・終了後に悪化することはなく，2〜3 か月後より改善し始める．高齢，糖尿病，アルコールなどがリスク因子として知られている．予防法として冷却療法や圧迫療法の有効性が報告されている．治療法としてミロガバリンやデュロキセチンの有効性が報告されているが，過信は禁物である[29]．

## 2. プラチナ系抗がん薬：末梢性感覚神経障害

オキサリプラチンなどのプラチナ系抗がん薬は，後根神経節を首座とした神経細胞体障害による，慢性的な感覚障害を引き起こす[30]．回復が遅く，症状が数か月～数年続く場合もある．また投薬中止・終了後に悪化するもしばしば経験する．冷刺激により惹起されるのも特徴である．微小管阻害薬に準じた予防・治療がなされている．

## まとめ

本稿で取り扱った薬剤とその副作用，対応について**表4**にまとめる．がん患者の予後が向上する中で，がんロコモに遭遇する頻度が増加している．これは，がん治療により患者の生存期間が延び，治療中・治療後の健康状態や身体機能の維持がより注目されるようになっている結果とも言える．特に免疫チェックポイント阻害薬の普及は目覚ましいが，ランダム・モザイクパターンと呼ばれるように，いつどの程度の免疫関連有害事象が起きるかは予想困難である．患者の生活の質を最大限に保ちながらがん治療を進めるため，がん薬物療法医と整形外科医，リハビリテーション科医，リハビリテーションスタッフとの協調がますます重要となっている．

## 文 献

1) 有害事象共通用語規準 v5.0 日本語訳 JCOG 版. JCOG ホームページ〔http://www.jcog.jp/〕

2) Argilés JM, et al：Cancer-associated cachexia-understanding the tumour macroenvironment and microenvironment to improve management. *Nat Rev Clin Oncol*, **20**(4)：250-264, 2023.

3) McMillan DC, et al：An inflammation-based prognostic score and its role in the nutrition-based management of patients with cancer. *Proc Nutr Soc*, **67**：257-262, 2008.

4) Dolan RD, et al：The role of the systemic inflammatory response in predicting outcomes in patients with advanced inoperable cancer：Systematic review and meta-analysis. *Crit Rev Oncol Hematol*, **116**：134-146, 2017.

5) Sandford A, et al：Corticosteroids for the management of cancer-related fatigue in adults with advanced cancer. *Cochrane Database Syst Rev*, 1(1)：CD013782, 2023.

6) Temel JS, et al：Anamorelin in patients with non-small-cell lung cancer and cachexia (ROMANA 1 and ROMANA 2)：Results from two randomised, double-blind, phase 3 trials. *Lancet Oncol*, **17**：519-531, 2016.

7) Sandhya L, et al：Randomized Double-Blind Placebo-Controlled Study of Olanzapine for Chemotherapy-Related Anorexia in Patients With Locally Advanced or Metastatic Gastric, Hepatopancreaticobiliary, and Lung Cancer. *J Clin Oncol*, **41**(14)：2617-2627, 2023.

8) 日本癌治療学会編，制吐薬適正使用ガイドライン 2023 年 10 月改訂　第 3 版，金原出版，2023.

9) NCCN：NCCN Clinical Practice Guidelines in Oncology(NCCN Guidelines®) Antiemesis Version 1. 2024—December 13, 2023. 〔https://www.nccn.org/professionals/physician_gls/pdf/antiemesis.pdf〕

10) Gralla RJ, et al：Antiemetic efficacy of high-dose metoclopramide：randomized trials with placebo and prochlorperazine in patients with chemotherapy-induced nausea and vomiting. *N Engl J Med*, **305**(16)：905-909, 1981.

11) Minatogawa H, et al：Dexamethasone-sparing on days 2-4 with combined palonosetron, neurokinin-1 receptor antagonist, and olanzapine in cisplatin：a randomized phase Ⅲ trial(SPARED Trial). *Br J Cancer*, **130**(2)：224-232, 2023.

12) Sakamoto K, et al：Report on the Japanese Orthopaedic Association's 3-year project observing hip fractures at fixed-point hospitals. *J Orthop Sci*, **11**(2)：127-134, 2006.

13) Crivellari D, et al：Letrozole compared with tamoxifen for elderly patients with endocrine-responsive early breast cancer：the BIG 1-98 trial. *J Clin Oncol*, **26**(12)：1972-1979, 2008.

14) O'Carrigan B, et al：Bisphosphonates and other bone agents for breast cancer. *Cochrane Database Syst Rev*, **10**(10)：CD003474, 2017

15) Mhaskar R, et al：Bisphosphonates in multiple myeloma：an updated network meta-analysis.

  *Cochrane Database Syst Rev*, **12**(12)：CD003188, 2017.

16）Jakob T, et al：Bisphosphonates or RANK-ligand-inhibitors for men with prostate cancer and bone metastases：a network meta-analysis. *Cochrane Database Syst Rev*, **12**(12)：CD013020, 2020.

17）日本臨床腫瘍学会編，骨転移診療ガイドライン改訂第 2 版，南江堂，2022.

18）Reid IR, Billington EO：Drug therapy for osteoporosis in older adults. *Lancet*, **399**(10329)：1080-1092, 2022.
  Summary 骨粗鬆症薬に関する最新レビューであり，がんロコモとしても必読の文献.

19）G-CSF 適正使用ガイドライン，改訂第 2 版，金原出版，2022.

20）Chiu N, et al：Taxane-induced arthralgia and myalgia：a literature review. *J Oncol Pharm Pract*, **23**：56-67, 2017.

21）Hamy AS, et al：Celecoxib with neoadjuvant chemotherapy for breast cancer might worsen outcomes differentially by COX-2 expression and ER status：Exploratory analysis of the REMAGUS02 trial. *J Clin Oncol*, **37**：624-635, 2019.

22）Crew KD, et al：Prevalence of joint symptoms in postmenopausal women taking aromatase inhibitors for early-stage breast cancer. *J Clin Oncol*, **25**：3877-3883, 2007.

23）大鵬薬品工業：適正使用ガイド.

24）Kim ST, et al：Distinct molecular and immune hallmarks of inflammatory arthritis induced by immune checkpoint inhibitors for cancer therapy. *Nat Commun*, **13**(1)：1970, 2022.

〔https://www.taiho.co.jp/medical/brand/yondelis/pdf/81DS02F.PDF〕

25）日本臨床腫瘍学会編，がん免疫療法ガイドライン第 3 版，金原出版，2023.
  Summary 運動器関連の免疫関連有害事象は比較的稀だが，使用頻度の急増に伴い，毎年必ず遭遇するとの認識のもと知識のupdateが必要である.

26）Tanboon J, et al：Editorial：Inflammatory muscle diseases：an update. *Front Neurol*, **14**：1259275, 2023.

27）Vicino A, et al：Immune checkpoint inhibitor-related myositis and myocarditis：diagnostic pitfalls and imaging contribution in a real-world, institutional case series. *J Neurol*, **271**(4)：1947-1958, 2024. 2023 Dec 23.〔Online ahead of print.〕

28）Tandon M, et al：Cryotherapy for prevention of chemotherapy induced peripheral neuropathy in breast cancer. *Crit Rev Oncol Hematol*, **194**：104244, 2023.

29）日本がんサポーティブケア学会編，がん薬物療法に伴う末梢神経障害診療ガイドライン 2023 年版第 2 版，金原出版，2023.

30）Cheng F, et al：Oxaliplatin-induced peripheral neurotoxicity in colorectal cancer patients：mechanisms, pharmacokinetics and strategies. *Front Pharmacol*, **14**：1231401, 2023.

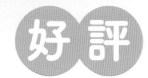

# 輝生会がおくる！
# リハビリテーションチーム研修テキスト
## ―チームアプローチの真髄を理解する―

| 2022 年 2 月発行 | 監修　石川　誠　水間正澄 |
| B5 判　218 頁 | 編集　池田吉隆　取出涼子　木川和子 |
| 定価 3,850 円（本体 3,500 円＋税） | |

## 専門職による職種を超えたチームアプローチの作り方！

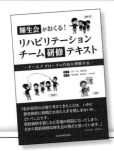

輝生会開設者の石川 誠が最も力を入れてきた
「教育研修」を余すことなく解説。
人材育成、リハビリテーションチームの醸成など
現場教育へ応用していただきたい一書です！

## CONTENTS

詳しくはこちら！

 全日本病院出版会　〒113-0033 東京都文京区本郷 3-16-4　Tel：03-5689-5989
www.zenniti.com　Fax：03-5689-8030

MB Med Reha **No.302**：**30-38**, 2024

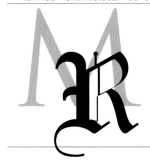

特集／がんロコモ―がん患者の運動器管理とリハビリテーション診療―

# がん患者のリハビリテーション診断・処方時におけるリスク管理

篠田裕介*

Abstract　治療の進歩により根治できないがん患者が長期に生存できるようになり，ADL・QOL を維持する重要性が増している．がん患者のリハビリテーション診療を行う場合には，診療情報や画像所見を確認のうえ，生命予後，機能予後を予測してゴール設定を行う．画像では，病勢，全身の骨転移有無，骨折や麻痺のリスク評価，治療効果判定を行う．切迫骨折や切迫麻痺の病変が存在していても診断されていないことが珍しくなく，また，骨転移の早期発見，早期治療は，ADL・QOL のみならず生命予後の改善につながる可能性があるため，リハビリテーション科医が自ら画像所見を確認できることは重要である．がん患者では，QOL を維持するために，リスクがあっても最大限に ADL を拡大できるように治療計画を立てることが多いが，患者や他の医療者と情報を共有しておくことが重要である．

Key words　がんロコモ(locomotive syndrome in cancer patients)，骨転移(bone metastasis)，骨折(fracture)，麻痺(paralysis)，リハビリテーション治療(rehabilitation)

## がん患者の診察

がん患者のリハビリテーション治療の依頼を受けたら，他の疾患同様に，まずは全身状態や症状，がんに対する治療方針を確認する．そのうえで，生命予後，機能予後を予測し，適切なゴール設定を行い，患者の ADL および QOL を維持・改善することを目指す．根治できない場合でも，最期まで歩き続けることを目標とするのが，がんロコモの考え方の基本である．骨転移診療ガイドライン改訂第 2 版でも，CQ16：歩行能力維持のための介入は有用か？に対して，"歩行機能や PS 維持は，患者の生活の質(QOL)維持に重要であるだけでなく，生命予後を改善する可能性もあるため，歩行能力を維持するための介入を行うことを提案する"，と記載されている[1]．

## 1．病歴の把握と診察

現病歴，既往歴，合併症有無，治療方針，バイタルサインや食事摂取状況，採血結果，画像所見を確認する．これらのデータを把握したうえで，患者本人を診察し患者の活動度を確認する．

### 1）治療歴と治療方針

がん患者においては，何を目指して治療が行われているのかを明確にしておく必要がある．根治を目指した治療を行っているのか，根治を望めないため延命を目指しているのか，によって，リハビリテーション治療のゴール設定も大きく異なる．一般的には遠隔転移があると，根治を目指すことは難しい．

抗がん剤の使用履歴も重要である．効果が期待できる薬剤(乳がんや前立腺がんに対するホルモン療法，肺がん等に対する特定の分子標的薬など)を使う予定があれば，年単位で進行を抑制で

* Yusuke SHINODA，〒 350-0495 埼玉県入間郡毛呂山町毛呂本郷 38　埼玉医科大学病院リハビリテーション科，教授

きることが多い．一般的には，効果がある治療から順に行っていくため，多くの薬が使われているほど治療効果が期待できなくなる．

全身治療を行わない方針を，best supportive care（BSC）と呼ぶことが多い．本来は，BSCであっても，運動器などに問題が生じれば画像検査をして，骨転移の有無，骨折や麻痺のリスク評価，局所治療の適応を判断する必要がある．画像検査なしでリハビリテーション治療を依頼された場合は必要に応じて，画像検査を行うべきである．

### 2）生命予後

がんの種類によって患者の生命予後は大きく異なる．一般的に甲状腺分化がん，前立腺がん，乳がん，皮膚がんなどでは，5年生存率が90%を超えるのに対し，膵臓がんでは10%以下しかない．さらに，がんのステージによっても予後は変わるので，がんの種類とステージで大まかに予後を予測しておくことが重要である[2]．BSCとなってもがん種によっては1年以上生きることがあるので，画像検査やマーカー推移などで進行スピードを確認するべきである．

生命予後によってリハビリテーション治療のゴール設定が変わるため，予後について原発巣担当医に確認するのがよいが，骨転移がある患者に関しては新片桐スコア[3]などを参考にすれば，誰でも簡便に予後を予測することができる．

### 3）採血結果

基本的な項目として，Alb，CRP，WBC，Hb，Plt，PT-INRなどで，栄養状態，炎症，貧血有無，出血傾向を確認する．腫瘍マーカーの推移により病勢を判断することも生命予後を予測するうえで重要である．前立腺がんのPSA，乳がんのCEAなど，腫瘍マーカーは全身の病勢を診断する助けになる．

### 4）説明内容の確認

直接患者に会いに行く前に，患者や家族にどのように説明されているかを知っておく必要がある．がんそのものの告知が行われていない患者，増悪していることを知らされていない患者，生命予後が短いのに告知されていない患者がいるので，注意が必要である．

### 5）がんロコモの診断

正確に診断するためには症状をよく聞きだすことが重要である．運動器管理を行う際には，運動器の疼痛，四肢しびれ，筋力低下などが，どこにどのように（自発痛なのか，特定の動作で生じるのか）出現するのかを確認のうえ，理学所見をとり画像所見と併せて，原因を特定する．がん患者は高齢であることが多く，がんだけが症状の原因とは限らないため，一般的なロコモとの鑑別も必要である．原因を明らかにしないで，無駄に安静にしたり，放射線治療を行ったり，麻薬の投与を行ったりすることは厳に慎まなくてはならない．原因に応じた治療を行うことが運動機能を維持・改善するための最も近道となる．

## 2．画像評価

がんロコモのリハビリテーション治療のための画像評価では，腫瘍の増大スピードや骨折や麻痺のリスク評価，治療効果の判定を行う．自分で診断するのが難しい場合には放射線の読影レポートを参考にするが，骨転移に関する記載が足りないことが珍しくないので注意が必要である．

### 1）腫瘍の増大速度

過去に行われたCTと最新のCTで，運動器に限らず全身（例えば原発巣や肺転移など）の新規病変出現状況（個数や大きさ），以前から指摘がある病巣の増大スピードを確認する．新規病変が多数出現した場合や，増大速度が速い場合には，症状が出現しやすい．骨転移は，増大速度が速いと，疼痛の原因となりやすく，骨折や麻痺のリスクが高くなる．また，1回の画像検査のみでは，骨転移の診断が難しい場合でも，過去との比較で転移と診断できることがある．

### 2）骨転移画像所見の基本

骨転移は，一般的に溶骨型，造骨型，両者の混合型に分類されるが，骨梁間型転移と言われる転移の頻度も高い．骨梁間型は，骨梁や皮質骨に変化が見られないため，CTによる診断が困難であ

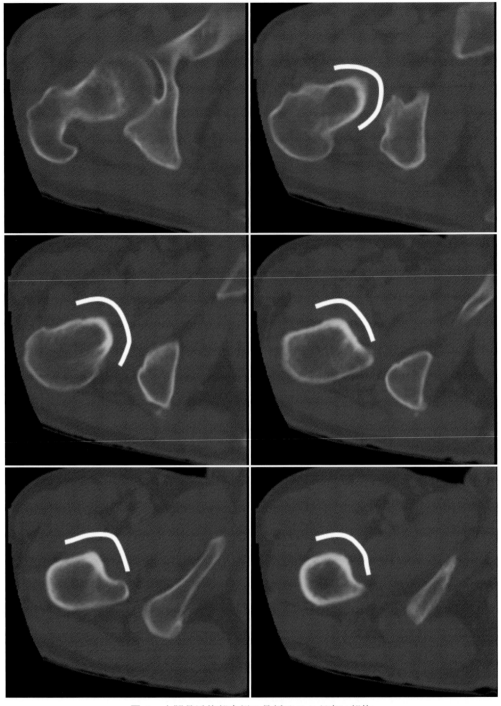

**図 1.** 大腿骨近位部内側の骨折リスクが高い部位

る．さらに，これらの性状は混在し，経過ととも
に変化する．一般的に，骨折リスクは溶骨型＞造
骨型・骨梁間型であり[4)5)]，麻痺リスクは溶骨型・
骨梁間型＞造骨型である．筆者の印象では，骨転
移は初発時や増大時，再増大時には，骨梁間型や

溶骨型を呈することが多い．また，骨梁間型や溶
骨型は治療効果があると硬化することが多い．
CTで診断できていなかった骨梁間型が治療効果
で硬化すると，新たな病変が出現したように見え
る(顕在化)ため，注意が必要である．治療効果が

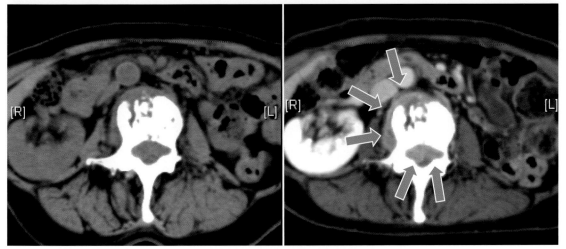

**図 2.** 脊椎転移の CT 画像
単純 CT で脊柱管内病変を評価するのは困難であり，
造影 CT または MRI 検査を行う必要がある．

あっても骨転移が縮小するのは時間がかかるため，骨内病変の大きさのみでの治療効果を判断するのは難しい．一方，骨外に浸潤している病変は，大きさが変化しやすいため，治療効果の判断が容易である．

### 3）全身の骨転移把握

骨転移は多発している可能性が高く，安静度を決めるためには，全身の骨転移を把握しておくべきである．骨転移の全身スクリーニングは，CT・骨シンチグラフィー・FDG-PET などで行われる．下肢の骨転移による荷重制限を検討するのは当然だが，上肢に骨転移があると杖を使用できない場合がある．

### 4）骨折のリスク評価

a）長管骨：長管骨の骨折リスクの評価指標として，Mirels' score[6]が汎用されるが，大腿骨では骨皮質への浸潤の度合い[7]や，近位部内側骨皮質への浸潤有無が重要である（**図1**）[4]．CT 骨条件にて，上腕骨近位部や大腿骨近位部を確認して，皮質骨への浸潤が疑われる場合には整形外科にコンサルトする．

b）骨　盤：骨盤の病的骨折リスクの明確な基準は存在しない．我々は，股関節臼蓋に転移がある場合には，CT を再構成し矢状断像や冠状断像を確認して，臼蓋の軟骨下骨の連続性などを参考

にして免荷の程度を決定する．連続性が保たれている場合には，疼痛が生じない範囲で荷重を行う．恥骨，坐骨，仙腸関節，腸骨翼の病変に関しては破壊の程度に関わらず，疼痛に応じた荷重を許可している．

### 5）脊椎転移・麻痺のリスク評価

がん患者のスクリーニング CT では，切迫麻痺病変があるのに読影されないことが珍しくない．そこで，がん患者の診察を行う時には，脊柱管に浸潤する腫瘍の有無を確認しておくと安心である．軟部条件で一番上のスライスから順に，脊柱管の中だけに着目して，脊柱管破綻の有無，脊柱管内に突出する腫瘤の有無を確認していく．単純 CT で脊髄圧迫の評価を行うことは困難だが，造影 CT であれば局所治療の必要性を判断できることが多い（**図2**）．麻痺がある場合や，CT で評価が難しい場合は MRI で脊髄圧迫の程度を確認する．MRI の T2 強調像で脊髄周囲の一部でも脳脊髄液が見えなくなっていたら要注意である[8]．脊髄圧迫は麻痺のリスクに直結し，移動機能や排泄機能に大きな影響を与えるので，早急に治療を検討する．特に歩行困難が出現した場合には緊急で整形外科の脊椎専門医への相談が必要である[9]．筋力低下に先行して，背部から腹部に放散する疼痛，協調性低下による歩行困難，腱反射亢進が見られ

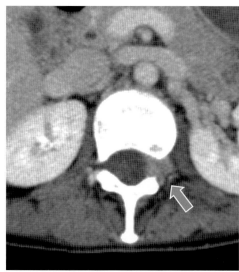
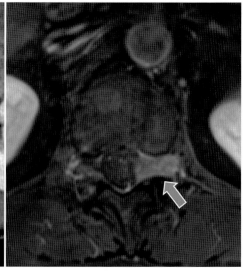

CT（CE） 34 歳，女性．軟部肉腫
L1/2 左椎間孔への転移

MRI（Gd） 54 歳，女性．組織球症
L1/2 左椎間孔への転移

**図 3**．椎間孔への転移
椎間孔に転移することで，疼痛や麻痺など神経根の症状が出現することがある．

ることが多く，これらの所見が見られたら速やか
に精査すべきである．

また，椎間孔への転移，リンパ節転移が，神経
根や末梢神経を巻き込むことで麻痺を生じること
もある（**図 3**）．麻痺を生じた場合には，脳，脊髄，
末梢神経すべての経路で問題がないか検討する必
要がある．

メカニカルな不安定性を評価するためには，
spinal instability neoplastic score（SINS）[10]を参考
にする．SINS の項目に含まれる脊椎アライメン
トや圧潰の有無は単純 X 線の正面・側面像や，CT
再構成像による矢状断像やMRIで評価する．診察
上は，寝返りや起き上がり動作で疼痛がある場
合，臥位で疼痛が軽減し座位や立位で悪化する場
合には不安定性が強いと考える．不安定性がある
場合（7 点以上）は体幹装具を検討する．

**6）治療効果の判定**

全身治療や局所への放射線治療の効果を確認す
ることも重要である．治療効果がある場合には，
肺転移やリンパ節転移は縮小し，溶骨像は徐々に
硬化し症状や骨強度が改善する．特に，未治療の
前立腺がん・乳がん・血液腫瘍，遺伝子変異陽性
肺がんの場合，ホルモン療法や化学療法・放射線

治療の効果が見られることが多い．逆に治療効果
が乏しい場合には，溶骨型や骨梁間型の骨転移が
増大し，骨折や麻痺のリスクが高くなるため，経
時的に病変を評価し安静度を変更していく必要が
ある．病変が多発している場合には，転移箇所に
よって効果が異なる可能性があるため，注意が必
要である．

**骨転移早期発見の重要性**

骨転移は，早期に発見し早期に治療を開始する
ことが機能予後に直結する．さらに歩行可能なこ
とが全身治療の継続につながり，生命予後の改善
にも関連する可能性がある．がん患者のリハビリ
テーション治療を行う際には，原発科で撮像した
全身 CT で骨転移，特に治療が必要な骨転移がな
いか，ざっと目を通しておくことが早期発見，早
期治療につながり，それが機能予後，生命予後に
影響を与える可能性がある．

**1．長管骨転移**

切迫骨折の骨転移に予防手術を行うと，骨折後
の手術と比較して，機能予後，生命予後とも優れ
ると報告されている[11)12]．原発巣や併存症も含め
た多変量解析を行った研究では，予防手術群で生

| | |
|---|---|
| 死亡 30 日前(n＝56)と関連 | PS 0〜2，Frankel E，ESCC 0〜2，骨修飾薬使用(経過中) |
| 死亡 14 日前(n＝26)と関連<br>(30 日前歩行可能な患者) | SINS 7〜9，Normal Alignment，collapse- |
| 関連なし | 性別，年齢，原発巣，骨転移数，他臓器転移，化学療法既往，放射線治療有無，手術治療有無，椎体レベル(C/T/L/S)，上記以外の SINS 下位項目 |

図 4-a．SINS 7 点以上の患者の終末期歩行に関連する因子
（骨転移キャンサーボード初診時データ）

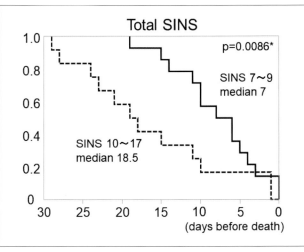
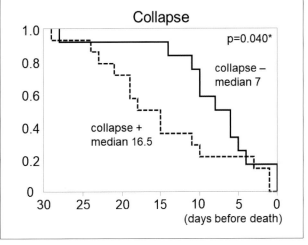

図 4-b．死亡 30 日前に歩行可能だった患者の歩行可能割合

命予後が良かったと報告されている．運動器に疼痛がある場合には，早期に単純 X 線や CT などで精査を行い，骨転移や切迫骨折病変がないか確認するべきである．

### 2．脊椎転移

#### 1）脊椎転移患者の終末期歩行機能

がんロコモに対するリハビリテーション治療の究極の目標は，最期まで歩き続けることである．終末期まで運動器の問題を生じることなく，最期まで自分で歩いてトイレまで行けるか否かは，患者の QOL に直結する．脊椎転移がある患者では，背部痛，麻痺による歩行困難など，様々な問題を生じるが，終末期の歩行機能について記載した論文がないため，我々は，東京大学医学部附属病院に入院していた脊椎不安定性 SINS 7 点以上の脊椎転移がある患者 56 名の終末期歩行の実態を調査した．30 日前まで歩行可能であった患者は 32/56 例(57.1%)，14 日前まで歩行可能であった症例は 16/49 例(32.7%)であり，中央値で亡くなる 28 日前まで歩行可能であった[13]．これは，日本の緩和病棟入院患者と同等の成績であった[14]．東京大学医学部附属病院では，骨転移キャンサーボードにより，骨転移のマネジメントを多診療科で行っていることから，適切な管理を行えば，不安定性のある脊椎転移があっても，一般的な終末期患者と同等の歩行機能を維持できることが示唆された．また，死亡 30 日前の歩行機能は，骨転移キャンサーボード初診時の Performance Status(PS)，Frankel grade，Bilsky grade(ESCC)など，脊髄圧迫や麻痺の程度と関連が見られ，一方，30 日前に歩行可能な患者が死亡 14 日前に歩行可能か否かは，SINS とその下位項目である，alignment，collapse など，脊椎不安定性に関連が見られた（図 4）．終末期に体力がなくなってくると脊椎不安定性が少ない患者で歩行機能が維持されやすいと考えられた．30 日前，14 日前の歩行機能とも，

骨転移キャンサーボード初診時の状態と関連が見られることから，機能が低下する前に早期発見して適切にマネジメントを行うことで，骨転移によるADLの低下を防ぐことができる可能性が示唆された．

### 2）脊椎転移患者に対する早期介入の重要性

脊椎転移に対する照射を行う場合，照射前に歩けていると照射後の歩行機能が良いことは広く知られている[9]．さらに，前立腺がん患者で照射後に歩けていること[15]，非小細胞肺がんの脊椎転移術後にPSが良い患者，化学療法ができた患者[16]では，多変量解析で生命予後が良かったと報告されている．

### 3．無症状の骨転移

切迫骨折や切迫麻痺病変などハイリスクな病変が見つかった場合には，症状がなくても局所治療を開始することが重要である．我々は，症状がないがスクリーニングで骨転移が見つかった肝細胞がんの患者で，経過中に骨折や麻痺を生じる確率が低いことを報告した[17]．同様に，脊椎転移に対するリエゾンチームが早期に介入することで，骨折や麻痺の発生頻度が低くなるとの報告がある[18]．また，ハイリスクだが無症状の骨転移に照射を行うことで，生命予後が改善することが前向き研究で示された（**図5**）[19]．

## リハビリテーション治療の実際

がん患者では骨転移の有無に関わらず，原則としてすべての患者にリハビリテーションの適応があると考えてよい．まずは自宅で生活することを目標として，外来に通院する手段も含めて治療計画を立てる．

### 1．安静度の考え方

骨転移患者に対するリハビリテーション治療では，骨折や麻痺を生じることなく安全に動くための動作指導を行い，運動機能を維持・改善するために必要な訓練を行う．がんロコモの患者では，リスクを避けるために過度に安静にするのではなく，許容できる最大限の範囲でADLを拡大する

ことを考えるべきである．骨転移があっても骨折や麻痺の危険性が少なければ，趣味のスポーツを許可してもよい．安静にするデメリットと，ADLを拡大するリスクについてあらかじめ患者とよく話し合い，患者とスタッフ間で目標を共有する必要がある．また，骨折や麻痺が出現した時には早急な対応が必要なことを伝え，疼痛や麻痺の出現があったらすぐに医療者に伝えるように説明する．骨折や麻痺を生じた場合でも，疼痛なく動く方法や，骨折や麻痺を悪化させず，疼痛が少ない動き方を指導し，患者ができるだけ自立した生活を送ることを補助する．

### 2．ゴール設定

患者の生命予後，機能予後を考慮したうえで，社会復帰を目指すのか，家に帰ることが目標なのか，施設に入るのか，などのゴール設定を考える．その際に，患者の同居家族やサポート体制，家屋状況なども考えて治療計画を立てる．

また，家屋整備や，ヘルパー介入などの社会資源を活用するためには，介護保険の有無を確認しておく必要がある．40歳以上で根治が難しい状況であれば，がん末期として介護保険の特定疾病に認定されるので，これらを最大限に活用すべきである．地域医療連携室，訪問診療なども積極的に利用する．

自宅退院が目標の場合，食事，トイレ，入浴，移動方法などを具体的に検討し，自宅環境や介護力にあった補装具を考える．また，外来通院が必要な場合は，具体的な通院方法も検討しておく．

## おわりに

がん患者のQOLを維持するためには，リハビリテーション治療が必要不可欠である．リハビリテーション治療の有用性と必要性を，がん診療担当医のみならず，がん診療に関わるすべての職種に認識してもらうことが重要であり，今後リハビリテーション科医ががん診療にますます積極的に関わっていくことが求められる．

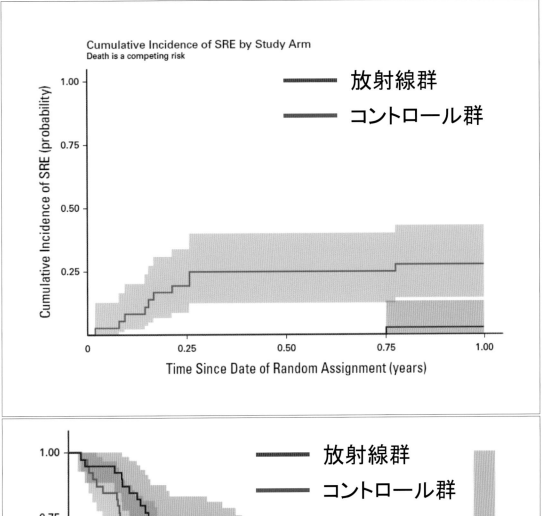

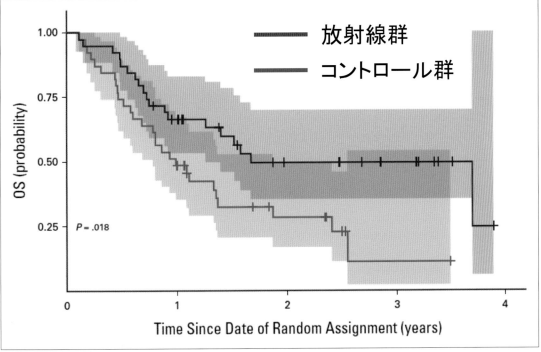

図 5. 無症候性 High risk 骨転移に対する放射線治療の効果
（RCT：放射線治療群 35 例 vs コントロール群 36 例）
a：新規 SRE 発生頻度
b：Overall survival

（文献 19 より引用改変）

# 文 献

1) 日本臨床腫瘍学会編, CQ16：歩行能力維持のための介入は有用か？ 57-59, 骨転移診療ガイドライン 改訂第 2 版, 南江堂, 2022.

2) 国立がん研究センター：がん対策情報センターがん情報サービス グラフデータベース.
〔https://gdb.ganjoho.jp/graph_db〕

3) Katagiri H, et al：New prognostic factors and scoring system for patients with skeletal metastasis. *Cancer Med*, 3(5)：1359-1367, 2014.

4) Shinoda Y, et al：Prediction of pathological fracture in patients with lower limb bone metastasis using computed tomography imaging. *Clin Exp Metastasis*, 37(5)：607-616, 2020.
   Summary 多変量解析の結果, CT 横断像で周径の 50％以上, もしくは, 近位部内側を含む 25％以上の範囲で骨皮質への浸潤があると病的骨折を生じやすい.

5) Vassiliou V, et al：Clinical and radiological evaluation of patients with lytic, mixed and sclerotic bone metastases from solid tumors：is there a correlation between clinical status of patients and type of bone metastases? *Clin Exp Metastasis*, 24(1)：49-56, 2007.

6) Mirels H：Metastatic disease in long bones. A proposed scoring system for diagnosing impending pathologic fractures. *Clin Orthop Relat Res*, 249：256-264, 1989.

7) Van der Linden YM, et al：Comparative analysis of risk factors for pathological fracture with femoral metastases. *J Bone Joint Surg Br*, 86：566-573, 2004.

8) Bilsky H, et al：Reliability analysis of the epidural spinal cord compression scale. *J Nerurosurg Spine*, 13(3)：324-328, 2010.

9) Loblaw DA, et al：Systematic review of the diagnosis and management of malignant extradural spinal cord compression：the Cancer Care Ontario Practice Guidelines Initiative's Neuro-Oncology Disease Site Group. *J Clin Oncol*, 23：2028-2037, 2005.
   Summary 脊髄圧迫があっても歩行可能であれば放射線治療後歩行機能維持率は 94％だが, 歩行不能だと 38％, 完全麻痺だと 13％に低下するため, 早期に治療を開始する必要がある.

10) Fisher CG, et al：A novel classification system for spinal instability in neoplastic disease：an evidence-based approach and expert consensus from the Spine Oncology Study Group. *Spine (Phila Pa 1976)*, 35(22)：E1221-E1229, 2010.

11) Ward WG, et al：Metastatic Disease of the Femur：Surgical Treatment. *Clin Orthop Releat Res*, 415S：S230-S244, 2003.

12) Philipp TC, et al：Is There an Association Between Prophylactic Femur Stabilization and Survival in Patients with Metastatic Bone Disease? *Clin Orthop Relat Res*, 478(3)：540-546, 2020.

13) Sawada R, et al：End-of-life walking ability in cancer patients with spinal metastases. *Jpn J Clin Oncol*, 54(1)：81-88, 2024.

14) Kudo Y, et al：Survey of the ability of end-of-life cancer patients treated in palliative care unit to walk to the toilet：perspective of rehabilitation. *Palliative Care Res*, 10：217-222, 2015.

15) Caroline Sophie Lehrmann-Lerche, et al：Prognostic implication of gait function following treatment for spinal cord compression in men diagnosed with prostate cancer. *Scand J Urol*, 53(4)：222-228, 2019.

16) Park SJ, et al：Surgical results of metastatic spinal cord compression (MSCC) from non-small cell lung cancer (NSCLC)：analysis of functional outcome, survival time, and complication. *Spine J*, 16(3)：322-328, 2016.

17) Hirai T, et al：Early detection of bone metastases of hepatocellular carcinoma reduces bone fracture and paralysis. *Jpn J Clin Oncol*, 49(6)：529-536, 2019.

18) Nakanishi K, et al：Prophylactic Effect of Liaison Treatment on the Occurrence of Skeletal-Related Events in Patients with Metastatic Spinal Tumours：An Exploratory Interrupted Time Series Study. *Spine Surg Relat Res*, 6(1)：26-30, 2021.

19) Gillespie EF, et al：Prophylactic radiation therapy versus standard of care for patients with high-risk asymptomatic bone metastases：a multicenter, randomized phase Ⅱ clinical trial. *J Clin Oncol*, 42(1)：38-46, 2024.

# MonthlyBook
# MEDICAL REHABILITATION

# リハビリテーション 診療に必要な 動作解析

No.289
2023年7月
増刊号

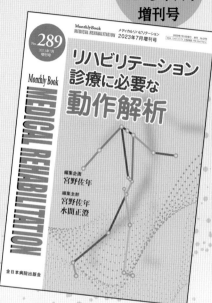

**編集企画**

総合東京病院リハビリテーション科センター長

**宮野佐年**

好 評

リハビリテーション診療の現場で必要な四肢体幹の機能解剖や日常生活動作の動作解析を、頚部から足の先まで、各分野のエキスパートが臨床的な観点から網羅して解説。明日のリハビリテーション診療に必ず役立つ完全保存版です！

B5判　206頁
定価 5,500 円
（本体 5,000 円＋税）

## CONTENTS

 全日本病院出版会　〒113-0033 東京都文京区本郷 3-16-4　Tel：03-5689-5989
www.zenniti.com　Fax：03-5689-8030

MB Med Reha **No.302**：40-48, 2024

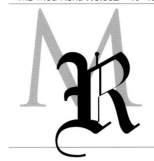

特集／がんロコモ─がん患者の運動器管理とリハビリテーション診療─

# がん手術時におけるがんロコモ診療

堅山佳美[*1]　福田智美[*2]

Abstract　超高齢社会となり，高齢のがん患者も増えている．がん患者がロコモティブシンドロームを併存していることも多い．「がんとロコモティブシンドローム（がんロコモ）」は，がん治療に様々な影響を及ぼす．術前に歩行速度低下や下肢筋力低下を生じている場合，術後合併症や生存率に影響を及ぼすとも報告されている．術後はさらに筋力や持久力が低下し，日常生活動作（ADL）低下を引き起こす．そのため術前からがんロコモ対策を行う必要がある．岡山大学病院は 2008 年に周術期管理センター（PERIO）を開設した．肺がんや食道がんなどのがん患者に対し手術が決まった時点から多職種連携チームが介入し，術前・術中・術後のすべての期間を通して積極的にチーム医療を行うシステムである．リハビリテーション部門もその一員であり，外来から術前リハビリテーション医療を開始し，手術後は翌日からリハビリテーション治療を開始する．PERIO について詳しく紹介する．

Key words　がんロコモ（locomotive syndrome in cancer patients），周術期管理センター（Perioperative management center；PERIO），チーム医療（team medicine），リハビリテーション医療（rehabilitation medicine）

## はじめに

日本のがん患者は年々増加し，2 人に 1 人が生涯でがんになると言われる時代になった．急速に進む高齢化により，高齢のがん患者も増加している．そのため高齢者に起こりやすい骨粗鬆症や変形性関節症などの運動器障害が，がん患者にも併存しているかもしれない．がん自体やがん治療による運動器障害だけでなく，がん以外の運動器疾患の進行による障害も含めて，「がんとロコモティブシンドローム（がんロコモ）」と呼ばれている[1]．がんロコモが生じると患者の日常生活動作（ADL）や生活の質（QOL）を著しく低下させる．

がんロコモは予防が重要である．がん患者は化学療法や放射線療法，手術などの治療を受ける

と，体への負担，副作用，また治療中の活動量低下などにより，筋力低下や持久力低下が起こりやすい．治療前から運動療法を行い，運動耐容能の向上を図ることで，治療後も身体機能を維持することができる．術後だけでなく，術前・術中の全身管理の重要性が注目されるようになり，多職種が連携し円滑な医療を提供できる周術期管理体制が整いつつある．リハビリテーション部門もその一員である．

本稿では周術期のがんロコモの実態とその対策，当院の周術期管理センターの取り組みを紹介する．

## 第 4 期がん対策推進基本計画（図 1）

1981 年以降，日本における死因の第 1 位はがん

[*1] Yoshimi KATAYAMA，〒 700-8558 岡山県岡山市北区鹿田町 2-5-1　岡山大学病院総合リハビリテーション部，助教
[*2] Tomomi HUKUDA，同，理学療法士（副士長）

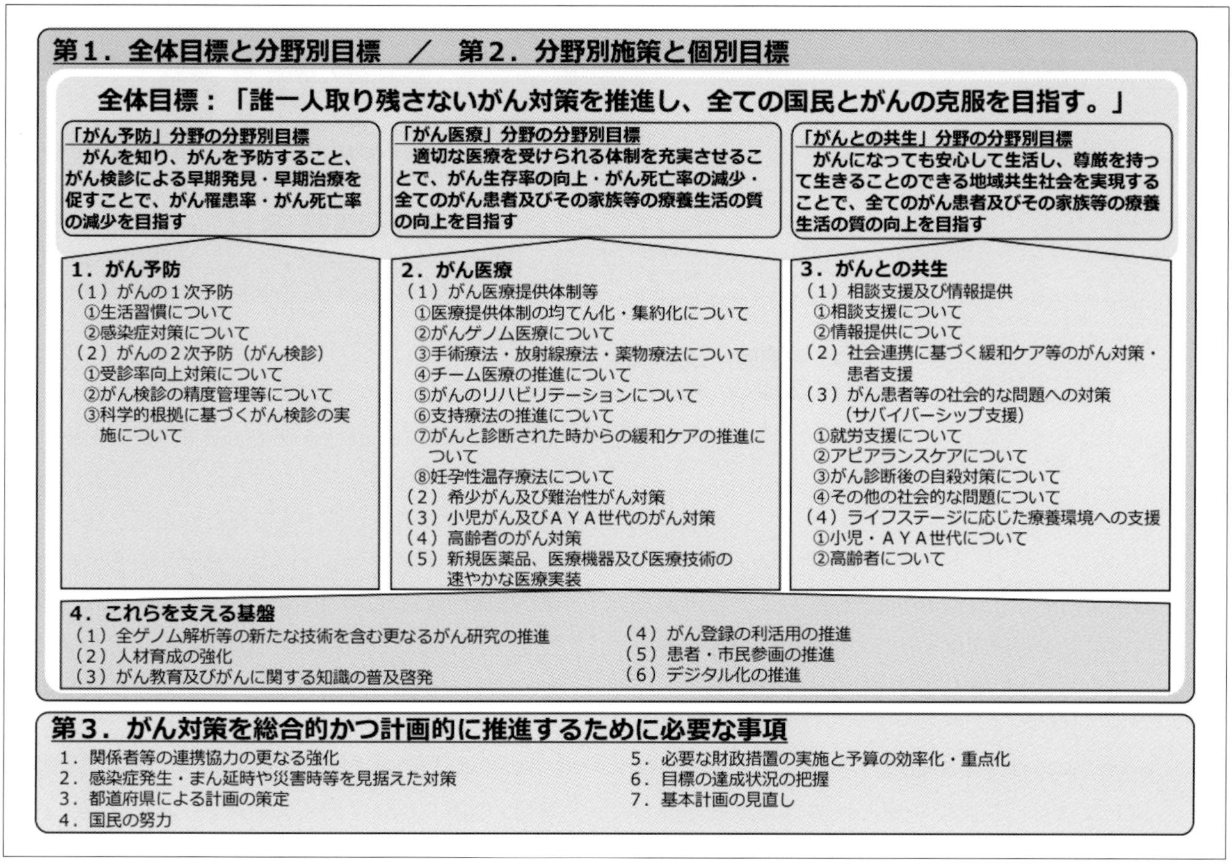

**全体目標：「誰一人取り残さないがん対策を推進し、全ての国民とがんの克服を目指す。」**

**「がん予防」分野の分野別目標**
がんを知り、がんを予防すること、がん検診による早期発見・早期治療を促すことで、がん罹患率・がん死亡率の減少を目指す

**「がん医療」分野の分野別目標**
適切な医療を受けられる体制を充実させることで、がん生存率の向上・がん死亡率の減少・全てのがん患者及びその家族等の療養生活の質の向上を目指す

**「がんとの共生」分野の分野別目標**
がんになっても安心して生活し、尊厳を持って生きることのできる地域共生社会を実現することで、全てのがん患者及びその家族等の療養生活の質の向上を目指す

**1．がん予防**
(1) がんの1次予防
　①生活習慣について
　②感染症対策について
(2) がんの2次予防（がん検診）
　①受診率向上対策について
　②がん検診の精度管理等について
　③科学的根拠に基づくがん検診の実施について

**2．がん医療**
(1) がん医療提供体制等
　①医療提供体制の均てん化・集約化について
　②がんゲノム医療について
　③手術療法・放射線療法・薬物療法について
　④チーム医療の推進について
　⑤がんのリハビリテーションについて
　⑥支持療法の推進について
　⑦がんと診断された時からの緩和ケアの推進について
　⑧妊孕性温存療法について
(2) 希少がん及び難治性がん対策
(3) 小児がん及びＡＹＡ世代のがん対策
(4) 高齢者のがん対策
(5) 新規医薬品、医療機器及び医療技術の速やかな医療実装

**3．がんとの共生**
(1) 相談支援及び情報提供
　①相談支援について
　②情報提供について
(2) 社会連携に基づく緩和ケア等のがん対策・患者支援
(3) がん患者等の社会的な問題への対策（サバイバーシップ支援）
　①就労支援について
　②アピアランスケアについて
　③がん診断後の自殺対策について
　④その他の社会的な問題について
(4) ライフステージに応じた療養環境への支援
　①小児・ＡＹＡ世代について
　②高齢者について

**4．これらを支える基盤**
(1) 全ゲノム解析等の新たな技術を含む更なるがん研究の推進
(2) 人材育成の強化
(3) がん教育及びがんに関する知識の普及啓発
(4) がん登録の利活用の推進
(5) 患者・市民参画の推進
(6) デジタル化の推進

**第3．がん対策を総合的かつ計画的に推進するために必要な事項**
1．関係者等の連携協力の更なる強化
2．感染症発生・まん延時や災害時等を見据えた対策
3．都道府県による計画の策定
4．国民の努力
5．必要な財政措置の実施と予算の効率化・重点化
6．目標の達成状況の把握
7．基本計画の見直し

**図 1**．第 4 期がん対策推進基本計画

（文献 2 より引用）

である．がん対策に関する取り組みは進められており，1984 年には「対がん 10 カ年総合戦略」，2006 年には「がん対策基本法」，2007 年には「がん対策推進基本計画」が策定されている．がん対策の総合的かつ計画的な推進を図るため，がん対策の基本的方向について定められている．基本計画は数年ごとに見直され，2023 年 3 月「第 4 期がん対策推進基本計画」[2]が策定された．「誰一人取り残さないがん対策を推進し，すべての国民とがんの克服を目指す」という目標を向け，①がん予防，②がん医療の充実，③がんとの共生，の 3 本柱にて推進されるが，①から③それぞれに目標が掲げられている．「高齢者のがん対策」も項目として挙げられており，がん生存率の向上とともにがん患者の QOL の向上を目指していく．そのためにはがん患者の ADL や身体機能，がんロコモの実態を把握しておく必要がある．

## 周術期がん患者のがんロコモ

術前のサルコペニアと術後合併症や術後予後の関連については多くの研究が報告されている．Nishigori ら[3]は食道がん患者の術前 CT 画像から骨格筋量を測定し，サルコペニアを判定し，サルコペニアは術後肺合併症の独立した予測因子であることを報告した．Kusama ら[4]は膝がん患者の術前歩行速度低下は，術後合併症の危険因子であると報告していた．また Yasunobe ら[5]は 65 歳以上の消化器がん患者 813 例（79.0 歳，男性 66.5%）について，握力と等尺性膝伸展筋力を術前に評価し，術後死亡について前向きに追跡した．握力低下と膝伸展筋力低下の両方を有する患者は，筋力低下のない患者よりも生存率が低いことがわかった．また高齢の消化器がん患者において，膝伸展筋力低下は，握力低下よりも術後予後の良好

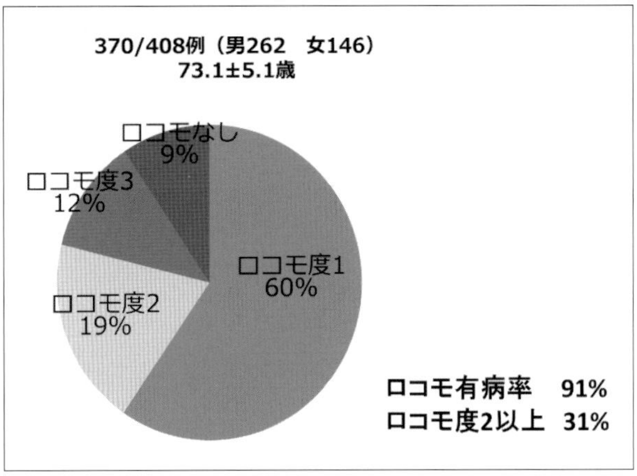

370/408例（男262　女146）
73.1±5.1歳

ロコモなし 9%
ロコモ度3 12%
ロコモ度2 19%
ロコモ度1 60%

ロコモ有病率　91%
ロコモ度2以上　31%

図 2. 60歳以上の術前がん患者のロコモ有病率
（文献6より引用）

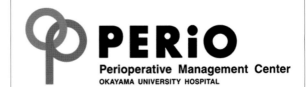

PERiO
Perioperative Management Center
OKAYAMA UNIVERSITY HOSPITAL

周術期管理センター

図 3. 岡山大学病院周術期管理センター（PERIO）の
シンボルマーク

な予測因子となり得ると報告している．このように術前の歩行速度や下肢筋力は術後合併症や術後予後に大きな影響を及ぼすことが予想される．

　がん患者のサルコペニアやフレイルの報告は多いが，がんロコモの報告はまだほとんどない．我々は以前より周術期がん患者のロコモ評価を行っている[6]．がん根治術を予定する60歳以上のがん患者408例（男性262例，女性146例）に対して，サルコペニア・ロコモの有病率を調べた．術前にロコモ度テスト（立ち上がりテスト・2ステップテスト・ロコモ25）を行った．ロコモ有病率は91%，対象者の31%はロコモ度2，もしくはロコモ度3に該当していた（図2）．一般住民よりロコモ有病率が高く，さらに年齢が上がるにつれて有病率も増加し，80歳台の対象がん患者は全員ロコモを合併していた．サルコペニアの有病率は22%で，サルコペニアを合併している症例の多くはロコモも合併していた．がん患者は治療前からがんロコモである可能性が高い．

　しかし手術など侵襲的な治療を行うと，さらに身体機能低下に拍車がかかる．Tanakaら[7]は消化器がん患者において，手術に伴う急性骨格筋低下が術後早期の身体機能に及ぼす影響を調査した．消化器がんの退院時の握力・6分間歩行・骨格筋量すべて術前よりも悪化していた．またMaedaら[8]は食道扁平上皮がん（ESCC）の術前後の骨格筋量変化について調査し，骨格筋減少は術後急性期にも生じていたと報告した．さらに，ESCC手

術の術後急性期における骨格筋減少が長期予後に関与していた術前にがんロコモであった患者は術後さらに身体機能が低下することが予測される．がんロコモが進行するとパフォーマンスステータス（PS）低下につながり，術後の化学療法・放射線療法・再手術などがん治療に大きな影響を及ぼす可能性がある．対策として，術前から少しでもがんロコモ予防に取り組むべきである．

　Franssenら[9]は大腸がん患者11名に術前に約3週間，遠隔リハビリテーションを行い，30秒椅子立ち上がりテストの回数が改善したと報告した．我々は進行食道がん患者110例を対象とした後ろ向き観察研究を行い，術前化学療法中の骨格筋萎縮に対する早期運動の有効性について分析を行った．化学療法開始前から運動療法を開始すると，骨格筋萎縮のリスクを低下させ，手術部位感染のリスクが低かった[10]．

　化学療法中の運動療法・栄養療法，さらにはがん罹患前からのロコモ対策が必要であると考える．術前のリハビリテーション治療はたとえ短期間であっても骨格筋萎縮予防や下肢筋力アップ効果が期待でき，すぐにでも実践したいが，術前に主治医からリハビリテーション科や整形外科へ紹介される症例は，限られているのが現状であろう．

　Papadopoulosら[11]は，515人の高齢者（平均年齢：80.7歳）に対し，66.4%（n＝342）に握力低下またはShort Physical Peformance Battery（SPPB）低下が観察された．しかし，そのうち41.2%（n＝141）は，必要な対応をされていなかったと報告している．

　がん患者の高齢者の多くは，身体機能が低下しており，体系的に取り組みを行っていく必要があ

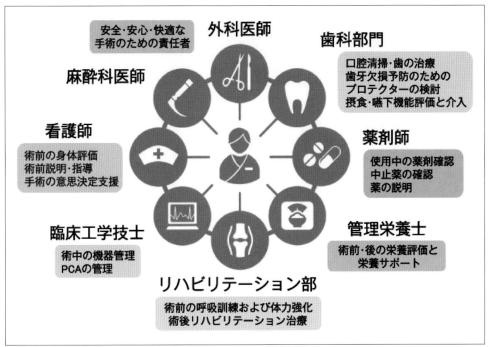

図 4. 周術期管理センター(PERIO)のメンバーと役割

（文献 14 より引用）

る.

## 周術期管理センター(PERIO)の取り組み

岡山大学病院において，以前の周術期管理では手術が決定すると，検査や入院説明が短時間で行われ，飲酒・喫煙，低肺機能，低栄養などへの対応や情報共有が不完全なまま，進んでいくことが多かった.患者の高齢化や慢性疾患の合併も伴い，周術期に問題が起こることも少なくなく，問題が起こってから各専門部門へ紹介されていた.リハビリテーション部でも術後離床が進まなかったり，術後肺炎を発症してから紹介となり，回復に時間がかかることもあった.

そこで，「岡山大学病院で手術を受ける患者に快適で安全，安心な術前・術中・術後の環境を効率的に提供すること」を目的に，全国に先駆けて2008 年 9 月に周術期管理センターが開設された.周術期管理センターは Perioperative management center の最初の 5 文字をとって PERIO(ペリオ)と呼ばれている(**図 3**)[12)～16)]. 開設当初は呼吸器外科手術が対象であったが，翌年の 2009 年 6月からは食道がん手術，2012 年 4 月から頭頸部が

んセンターも参加となり，現在では肝胆膵外科，婦人科，整形外科など多くの外科手術に PERIOシステムが導入されている.多職種連携による介入で，日常生活動作の改善や術後合併症の低減に取り組んでいる.

PERIO では，手術が決まった外来時点(手術や化学療法開始から約 2～4 週前)から多職種連携チームが動き出し，術前・術中・術後のすべての期間を通して，積極的にチーム医療を行うシステムである.患者が「手術という目の前の山を登るのは自分自身」と自覚することで，患者本人が主体的に手術に取り組み，「患者もチーム医療の一員になる」ことを大切にしている.そして，周術期を通して多職種連携チームの各メンバーが独自の専門性を発揮しながら支えている.

チームを支えるメンバーは，麻酔科医師，外科医師をはじめ，歯科医師，看護師，薬剤師，リハビリテーション部(リハビリテーション科医・理学療法士・作業療法士・言語聴覚士)，管理栄養士，歯科衛生士，歯科技工士，臨床工学技士である(**図 4**).さらに最近は術後せん妄予防のために精神科医，退院後の環境整備のために医療ソー

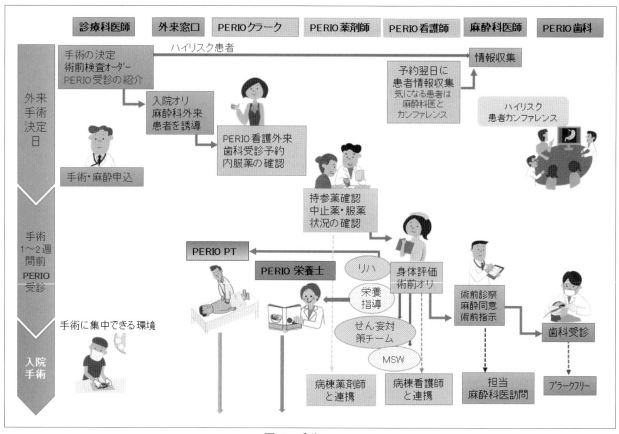

図 5. 受診フロー

（文献 14 より引用）

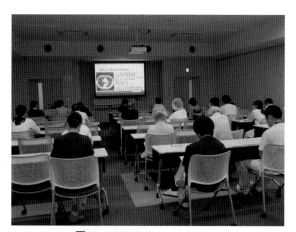

図 6. PERIO カンファレンス

シャルワーカーも，PERIO 外来で対象患者を抽出し，術前から介入を始める．

外科医が手術の方針を決定した後，採血，心電図，胸部 X 線，肺機能検査からなる術前評価を行うと同時に PERIO 紹介を行う．患者は手術まで

の間に，1〜2 日，PERIO 外来日が予約され各部門を受診する（**図 5**）．そこで入院までの準備や注意点を聞き，手術に備える．入院後は必要な部門を再度受診する．外来時に顔合わせができているため，入院時に余計な緊張を感じることなく，手術前日を過ごすことができる．手術後は翌日から自動的にリハビリテーション治療を開始する．退院（または転院）まで，離床，ADL 改善，呼吸機能向上などを目指して介入する．

毎週 1 回各部門の担当者が集まり PERIO 会議が行われ，各症例のカンファレンスを行い，ハイリスク患者を共有する（**図 6**）．また現場での問題点や改善すべき点も話し合いが行われる．

以下に各部門の役割を紹介する[14]〜[16]．

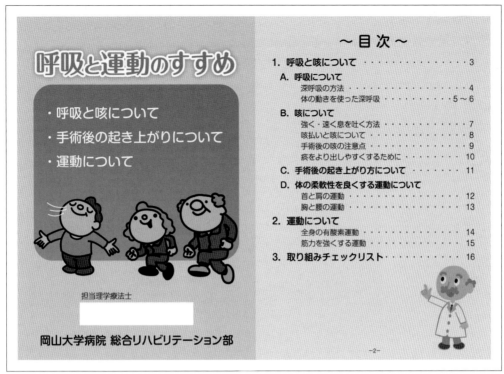

図 7. 周術期リハビリテーション医療開始時にお渡しするパンフレット

## 1. リハビリテーション部(リハビリテーション科医・理学療法士・作業療法士・言語聴覚士)

PERIO 看護師から電子カルテで周術期管理(リハビリテーション部門)に予約が入る. リハビリテーション部クラークが毎日チェックし, 入院日・手術日を調べ, リハビリテーション科医がリハビリテーション処方を行い, 担当療法士が決まる. 患者は PERIO 外来の間にリハビリテーション部を受診する. リハビリテーション科医が診察・説明を行い, 実施計画書を作成する. 外来のリハビリテーション医療は呼吸リハビリテーション治療をはじめとして, 起き上がり動作・立位・歩行練習など術後を想定した内容を処方する. 肺機能や胸郭拡張差, 体成分分析, 歩行速度, 握力, ロコモティブシンドローム(ロコモ)度テストなどの運動機能評価も行い, 記録しておく. 手術までの生活指導, 自主運動, 必要に応じてコーチⅡを用いた呼吸訓練を指導し, パンフレットを渡して説明する. 頭頸部がんは理学療法だけでなく, 言語聴覚士も術前からリハビリテーション医療を行う. 脳外科手術は作業療法士や言語聴覚士も外来の時点からできる限り介入する. 入院日は手術前日であることが多いが, 入院当日から手術前日まで身体機能の評価や術当日に予測される身体の様子を話し, 少しでも安心できるよう心掛けている. 患者には手術に備えてエクササイズするように指導し, パンフレット(図7)を渡して説明する. パンフレットに書いてある「術後の咳や痰の出し方」は, 手術当日の夜に実行できて良かったとの声も多い. 入院時には再度術前運動機能評価を行い, 外来時からの変化や自主運動の効果を伝える. 手術部看護師との連携では, 術中体位の検討なども実施を行っている[17]. 手術翌日からベッドサイドでリハビリテーション治療を再開する. ICU 入室中でも開始する. 主治医や担当看護師から情報収集を行い, 問題が生じている場合は, リハビリテーション治療が中断されることもある

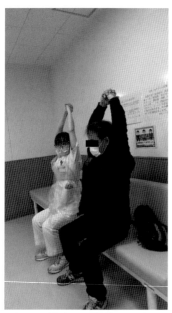

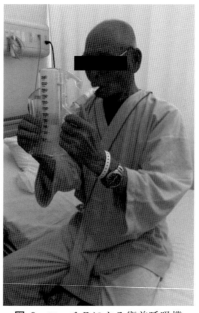

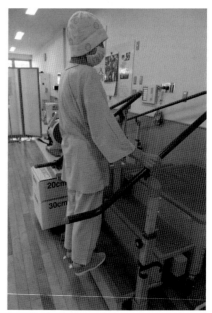

**図 8**. 外来での術前リハビリ
　　テーション医療

**図 9**. コーチⅡによる術前呼吸機
　　能訓練

**図 10**. 術後リハビリテーション医療

（図 8〜10）.

　外来当日は様々な受診や検査が入り，患者はとても忙しく，リハビリテーション室へ来られる時間もまちまちである．外来患者が持っている「本日のご案内」を参考に，他科との連絡を頻繁に行い，できるだけ効率よく受診ができるよう心掛けている．

　また高齢者，呼吸機能低下，身体機能低下があるハイリスク患者は手術まで期間を設けて，外来リハビリテーション医療に通院する場合がある．また食道がんや膵臓がんで術前化学療法を行う場合は，化学療法前から PERIO 紹介となり，化学療法中もリハビリテーション医療を継続し，身体機能や呼吸機能の維持・向上を図る．

　**2．麻酔科医師**

　安全・安心・快適な手術のための責任者であり，PERIO の中心となって全体を指揮する．PERIO 看護師とともに問題点の解決，システム全体の管理運営を行う．また周術期の麻酔，全身の管理，術後疼痛管理を行う．

　**3．外科医師**

　主治医であり，手術の決定，PERIO 外来への紹介を行う．最善の手術や治療方法を決める責任者

で，術前から術後まで，一貫して治療を行う．PERIO システムによりすべての部門への紹介手続きが円滑に行われるようになり，手術の準備が万全となっている．

　**4．看護部門**（図 11）

　外来では，術前の身体評価，術後の経過や生活についての説明，疼痛管理の方法の説明，禁煙・禁酒指導を行い，患者自らが健康に関する行動を「自律」「自立」できるよう支援し，不安の緩和に努めている．患者に合わせたオリエンテーションを行うことで，入院生活や術後の生活をイメージし，積極的に禁煙や術前運動指導などに取り組むことができる．

　**5．薬剤部門**

　持参薬のチェック，服薬指導，術前中止薬の指導・徹底，アレルギー歴の確認，せん妄誘発剤の確認，術後疼痛ラウンドを行っている．

　**6．歯科部門**

　外来では，手術後の合併症予防のために，口腔内検査，必要な歯科治療，マウスプロテクター作製，摂食・嚥下機能評価・訓練を行う．手術前日に口腔ケアを行う．術後は口腔ケアと摂食・嚥下リハビリテーションを行う．

### 7. 栄養部門

術前は体重の推移・自宅での食事内容を確認し，手術までの目標体重に合わせた食事指導を行う．麻酔科医と連携して，術前の絶飲・絶食は可能な限り短期間にしている．術後は嚥下機能や術式に合わせた食事内容の指導，経口摂取量に合わせ経腸栄養の増減などを行う．早期に経口摂取が可能となるように，PERIO 看護師や言語聴覚士と連携して進めていく．退院後の栄養相談外来も実施している．

### 8. 臨床工学技士部門

術中の機器の管理を行う．術後疼痛ラウンドにも参加しており，PCA（patient controlled analgesia；患者自己調節鎮痛法）の管理を行う．

## PERIO の効果

当院の PERIO の効果について，多くの報告がある．80 歳台の大腸がん患者において，術後合併症の発生率は PERIO 介入後に有意に低かった[18]．食道がんは術前に化学療法を行うことが多いが，化学療法前にチーム医療を開始した PERIO 介入群と化学療法後に開始した PERIO 介入群を比較した．化学療法中の有害事象発生率，特に口腔合併症は，PERIO 介入群で有意に減少した．さらに，化学療法から手術までの期間における体重減少は，PERIO 介入群で有意に減少した[19]．また，術前化学療法中の骨格筋萎縮に対する早期運動の有効性について分析を行った．化学療法開始前から運動療法を開始すると，骨格筋萎縮のリスクを低下させ，手術部位感染のリスクが低かった[10]．80 歳以上の原発性肺がん患者について，PERIO 導入前と PERIO 導入後で比較した．術後合併症は有意差を認めなかったが，術後在院日数は PERIO 導入により長期入院例が減少していた[20]．PERIO は，術後合併症を予防し，治療後のがんロコモも低減できるシステムであると思っている．

## PERIO のこれから

PERIO が開設されてから 15 年が経過した．今

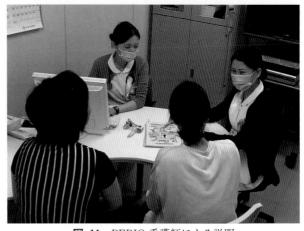

**図 11.** PERIO 看護師による説明

までに術前リハビリテーション治療の効果，術前化学療法前からの介入での効果など様々な効果が報告されている[10)13)18)~20)]．当院の PERIO チームは，この 15 年で話し合いを重ね，改善を続け，今も進化している．

手術が決まってから手術日まで，患者は「ただ不安に待つ」のではなく，自分の手術のこと，術後の生活をしっかり知り，術後の元気な自分をイメージして手術と向き合う．そして，手術前から運動や栄養管理，禁煙など患者や家族自身ができることから，無理なく始める．これからも正しい知識と心身のサポートができる PERIO チームの一員でありたい．

## 文 献

1) Kawano H, et al：Locomotive syndrome in cancer patients：a new role of orthopaedic surgeons as a part of comprehensive cancer care. *Int J Clin Oncol*, **27**(8)：1233-1237, 2022.
   Summary がん患者の「歩行能力」の意義など，がんロコモについてわかりやすく書かれている．
2) 厚生労働省：第4期がん対策推進基本計画について．
   〔https://www.mhlw.go.jp/content/10901000/001091843.pdf〕
3) Nishigori T, et al：Sarcopenia as a predictor of pulmonary complications after esophagectomy for thoracic esophageal cancer. *J Surg Oncol*,

113(6)：678-684, 2016.

4) Kusama N, et al：Preoperative Risk Factors in Patients With Pancreatic Cancer. *J Clin Med Res*, **15**(6)：300-309, 2023.

5) Yasunobe Y, et al：Knee extensor weakness potently predicts postoperative outcomes in older gastrointestinal cancer patients. *J Am Med Dir Assoc*, **25**：98-103, 2024.[Published online 2023.05.20]

6) 堅山佳美ほか：がん患者の周術期リハビリテーション医療とロコモティブシンドローム. *Jpn J Rehabil Med*, **59**(10)：1043-1044, 2022.

7) Tanaka K, et al：The impact of acute skeletal muscle loss after gastrointestinal cancer surgery on physical function. *PM R*, **15**(2)：184-191, 2023.

8) Maeda N, et al：Skeletal muscle loss in the postoperative acute phase after esophageal cancer surgery as a new prognostic factor. *World J Surg Oncol*, **18**(1)：143, 2020.

9) Franssen RFW, et al：Feasibility of a tele-prehabilitation program in high-risk patients with colon or rectal cancer undergoing elective surgery：a feasibility study. *Perioper Med*(*Lond*), **11**(1)：28, 2022.

10) Ikeda T, et al：Effectiveness of early exercise on reducing skeletal muscle loss during preoperative neoadjuvant chemotherapy for esophageal cancer. *Surg Today*, **52**(8)：1143-1152, 2022.

11) Papadopoulos E, et al：Do clinicians address impairments in muscle strength and physical performance for older adults with cancer? *J Geriatr Oncol*, **14**(2)：101426, 2023.

12) 佐藤健治：周術期管理センター（ペリオ）の実際と看護師の役割. オペナーシング, **27**(2)：216-219, 2012.

13) Yasuhara T, et al：Perioperative management center（PERIO）for neurosurgical patients. *Neurol Med Chir*(*Tokyo*), **56**(9)：574-579, 2016.

14) 足羽孝子：【周術期管理の最前線：岡山大学病院周術期管理センター（PERIO）の実践から】PERIOの特徴と活動. 看護技術, **65**(3)：66-68, 2019.
Summary PERIO の活動内容について特集が組まれ，看護師や各スタッフの役割などが詳しく書かれている.

15) 千田益生：リハビリテーションスタッフがかかわるチーム医療最前線(13)岡山大学病院 周術期を安全に円滑に：周術期管理センターの紹介. 臨床リハ, **31**(3)：257-262, 2022.

16) 千田益生ほか：【周術期のリハビリテーション診療 何を考え何を診て何をするのか】周術期リハビリテーション医療の意義と体制. 総合リハ, **48**(5)：409-415, 2020.

17) 松下志のぶほか：【周術期管理の最前線：PERIOの実践にみる周術期管理における看護師の役割】手術中の体位保持困難な患者へのかかわり. 看護技術, **65**(3)：78-79, 2019.

18) Teraishi F, et al：Clinical Impact of Prehabilitation on Elective Laparoscopic Surgery in Frail Octogenarians With Colorectal Cancer. *Anticancer Res*, **43**(12)：5597-5604, 2023.

19) Shirakawa Y, et al：Early intervention of the perioperative multidisciplinary team approach decreases the adverse events during neoadjuvant chemotherapy for esophageal cancer patients. *Esophagus*, **18**(4)：797-805, 2021.
Summary 集学的アプローチは化学療法中の有害事象を予防し，食道がん患者は術前化学療法前から集学的アプローチを開始する必要がある.

20) 下田篤史ほか：【呼吸器・食道手術周術期における口腔ケアとリハビリテーションの現状】口腔・嚥下機能の管理 周術期管理センター導入による組織横断的な呼吸器外科周術期管理法. 胸部外科, **69**：20-24, 2016.

MB Med Reha No.302：49-54, 2024

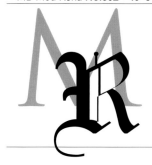

# がんロコモに対するリハビリテーション治療：四肢骨転移に対する整形外科的治療の適応と安静度設定

原　仁美*

Abstract　四肢の長管骨や骨盤の骨転移による病的骨折は，がん患者の ADL，QOL を著しく損ない，外科的治療を要することになるため，迅速で適切なマネジメントが要求される．病的骨折のリスクを正しく評価し，状況に応じた安静度の決定を行う必要がある．外科的介入を行う場合は，原発がんの治療に支障が出ないように治療戦略を立てることを目指している．手術の適応や術式，タイミング，リハビリテーション治療などを決めるためには，予後や原発がんの治療方針，患者の社会的背景や生活様式などを考慮して検討する必要があり，骨転移キャンサーボードが有用である．原発がんに対する治療薬の開発が進み，放射線治療や IVR などの治療適応も拡がる中，骨転移の治療には各分野の専門家による集学的治療の重要性がますます高まっている．これらの治療が，医療機関内外で連携し，均てん化されるように，医学的エビデンスの構築と標準的治療の確立が今後の課題となる．

Key words　骨転移(bone metastasis)，長管骨と骨盤骨(long bone and pelvic bone)，外科的治療(surgical treatment)

## はじめに

　骨転移は，がんロコモの概念の中で，がんによる運動器の問題を引き起こす代表的疾患であり，疼痛，脊髄圧迫による麻痺，病的骨折，といった骨関連事象(skeletal related event；SRE)は，がん患者の ADL(actives of daily living)，QOL(quality of life)の維持に重要で，原発がんの治療にも影響する．四肢の長管骨や骨盤の骨転移による病的骨折は，がん患者の ADL，QOL を著しく損ない，外科的治療を要することが多いため，迅速で適切なマネジメントが要求される．病的骨折のリスクを正しく評価し，状況に応じた安静度の決定を行い，外科的治療の適応や術式を決める必要がある．可能な限り病的骨折を未然に防ぎ，原発がんの治療に支障が出ないように治療戦略を立てることを目指している．ここでは，脊椎骨転移以外の四肢および骨盤の骨転移に対する整形外科的治療の介入について述べる．

## 四肢骨転移の評価方法

　四肢長管骨の病的骨折は，がん患者の ADL，QOL を著しく障害するため，骨転移の早期診断と，骨折のリスク評価が必要である．まず，骨転移は病理学的に，① 溶骨型(骨融解型)，② 造骨型(骨形成型)，③ 混合型，④ 骨梁間型の4つに分類される．骨梁間型は，単純 X 線検査，CT 検査での診断は不可能で，骨シンチグラフィでも偽陰性となるため，MRI 検査が診断に有用である．実際には ①～③ が多いため，3つの分類で取り扱う．長管骨の病的骨折のリスク評価に用いられる Mirels スコアがある(表1, 2)[1)2)]．一般的に，溶骨型で疼痛が強く大きな病変は骨折リスクが高いということになる．よく用いられるスコアリングシ

* Hitomi HARA，〒650-0017 兵庫県神戸市中央区楠町7-5-2　神戸大学医学部附属病院リハビリテーション部，助教

**表 1.** Scoring System for Predicting Impending Pathological Fractures

| スコア | 1 | 2 | 3 |
|---|---|---|---|
| 部位 | 上肢 | 下肢(大腿骨転子部以外) | 大腿骨転子部周囲 |
| 痛み | Mild | Moderate | Functional |
| 骨転移型 | 骨形成型 | 混合型 | 骨溶解型 |
| 病変の大きさ(横径に対する割合) | <1/3 | 1/3〜2/3 | >2/3 |

（文献 1 より引用）

**表 2.** Recommended Treatment due to Total Scoring Points

| スコア合計 | ≦7 | 8 | 9≦ |
|---|---|---|---|
| 切迫骨折危険度 | Not impending | Borderline | Impending fracture |
| 推奨する治療法 | 保存的 | 手術(内固定)を考慮する | 予防的手術(内固定) |

（文献 1 より引用）

ステムではあるが，実際にこれだけで手術適応を決めることは難しく，総合的に判断していることが多い．また，単純 X 線像や CT 画像の所見で，骨梁が保たれていても，骨皮質が虫食い状に浸食されている病変は，ハイリスクである．臨床的には，下肢を自分の力で持ち上げられない，大腿部を手で持ち上げるなどの疼痛回避性動作は，骨折のリスクがかなり高いため，早急に対応する（入院を指示する）必要がある．一方，造骨型や混合型の骨転移は，溶骨型に比べると骨折のリスクは低くなるものの，骨の強度としては不十分であり，安静度や手術適応の決定が難しい．また，放射線治療は除痛が主な目的であり，病的骨折の予防にはならない．放射線感受性の高いがん種では，再石灰化が認められることもあるが，照射後少なくとも 6 週間〜3 か月以上はかかると言われており[3]，再石灰化が病的骨折を減少させるというエビデンスはない．放射線治療や薬物治療により，疼痛が緩和されることで活動性が上がり，骨折のリスクが高くなることにも注意が必要である．

### 四肢骨転移に対する手術

四肢の骨転移で，疼痛がなく骨折のリスクが低い場合は，原発がんの治療および骨修飾薬（bone modifying agents；BMA）の投与で経過観察を，疼痛がある場合は，手術と放射線治療により，除痛と支持性を得ることを推奨する．予後良好な骨転移では，除痛と支持性の獲得に加えて，腫瘍の制御も必要となる．術式は手術の侵襲と腫瘍に対する根治性によって大きく 3 種類に分類できる（**図 1**）．内固定の方法として，骨幹部の病変には髄内釘を，骨幹端に近い病変にはプレートを用いることが多い．プレート固定は，髄内釘固定よりも手術侵襲が大きくなる．髄内釘固定を行う場合は，ロングネイルを選択することがほとんどである．病変が同一骨内に多発していることもしばしばあり，できるだけ長いネイルを選択する．骨転移部では骨癒合が得られないことが多く，骨欠損と考えておいた方が良い．薬物治療と放射線治療が奏効し，再石灰化が認められる症例は少なく，がんの進行によって再発，再増悪することもあるため，骨破壊が進行してくることを想定して，術式や使用機種を検討する．また，腫瘍の播種，出血量の増加や手術侵襲が大きくなることを危惧して，髄内のリーミング，腫瘍掻爬と骨セメントの充填を躊躇することもあるが，術後早期の荷重歩行を目的とする症例には，確実な固定性と支持性が得られる手術手技を優先するようにしている．予後が 1 か月以上あり，手術侵襲（全身麻酔下に 1 時間程度の手術）に耐え得る全身状態であれば，髄内釘固定の適応はあると考えている．術式の選択について，当院での治療アルゴリズムを示す（**図 2**）．既に病的骨折をきたしている症例や，手術よりも他の治療（化学療法や放射線治療）を優先

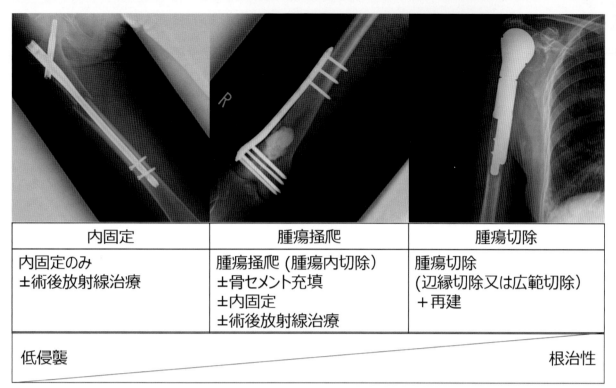

| 内固定 | 腫瘍掻爬 | 腫瘍切除 |
|---|---|---|
| 内固定のみ<br>±術後放射線治療 | 腫瘍掻爬 (腫瘍内切除)<br>±骨セメント充填<br>±内固定<br>±術後放射線治療 | 腫瘍切除<br>(辺縁切除又は広範切除)<br>＋再建 |
| 低侵襲 | | 根治性 |

図 1. 四肢の骨転移に対する術式

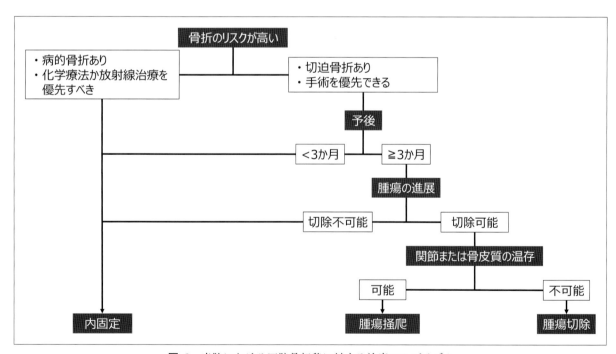

図 2. 当院における四肢骨転移に対する治療アルゴリズム

（文献 4 より引用）

すべき症例は，予後に関わらず，内固定のみを行っている．化学療法や放射線治療より手術を優先できる症例については，予後が3か月未満の症例は，内固定のみに留めることが多く，予後が3か月以上見込める症例には，局所の腫瘍を制御する術式を積極的に検討している．骨転移病巣が広範囲に広がっていて（スキップ転移も含む）切除が不可能な症例は，内固定のみになる．切除が可能な症例については，関節や骨皮質が温存できる場合は，腫瘍を掻爬して内固定を併用し，関節や骨皮質が破壊されていて温存が困難な場合は，腫瘍切除後にインプラントを用いた再建を行う．当院で外科的治療を行った四肢転移性骨腫瘍69例の術後成績を後方視的に調査したところ，PS（Performance Status），ADL，QOL，疼痛に関して，術式に関わらず術後3か月で，内固定のみでは術後1か月で，術前よりも改善が認められ，術後6か月時点まで維持できていた[4]．この結果をもとに，予後の目安を1か月と3か月で設定している．

術前の予後予測には，新片桐スコア[2)5)]を用いている．ほかにも，様々なスコアリングシステムがあるが，長期の予後予測は困難な場合が多い．1年以上の予後が見込める場合は，耐久性や術後の患肢機能を考慮して，術式を検討する必要がある．骨転移による病的骨折は，骨癒合が得られないため，髄内釘やプレート，スクリューへの負荷が大きくなり，ゆるみや破損をきたすと再手術が必要となることがある．人工関節や人工骨頭は耐久性に優れているが，患肢機能の低下，リハビリテーション治療期間が長くなる，人工関節の感染・脱臼などの術後合併症が問題となる．腫瘍を掻爬する場合，特に腎がんや肝細胞がんのような易出血性のがんに対しては，術前に動脈塞栓術（transcatheter arterial embolization；TAE）を併用することを推奨する．内固定のみあるいは腫瘍掻爬した症例は，ほぼ全例で放射線治療を併用している．術後照射は，創部とインプラントが入っている範囲（術野全体）について，放射線腫瘍医と情報を共有することが必要である．また，創治癒に影響を及ぼすため，術後3〜6週の期間に照射することが推奨されている[6)]．放射線治療歴がある部位に腫瘍用インプラントなどを挿入する場合は，術後感染のリスクが高くなるため，注意が必要である．化学療法については，待機手術の場合は，骨髄抑制から回復後に手術を施行し，術後創治癒が得られてから（術後約2週間）再開するようにしている．特に，血管新生阻害薬については，創治癒遅延は代表的な有害事象であり，術前後の十分な休薬が推奨されている．

多発骨転移を有する症例が多いため，画像検査で他の病変の有無を必ず確認する．下肢骨の手術を検討する際には，同側の下肢骨，対側の下肢骨，上肢骨に骨転移がないか確認し，あればどちらを支持脚にするのか，上肢に荷重が可能か（松葉杖などが使用できるのか）によって，術式や装具の選択，安静度の設定も変わってくる．適切な装具療法と，リハビリテーション治療におけるリスク管理のうえでも重要な点である．

## 骨盤骨転移に対する手術

骨盤は，転移性骨腫瘍の好発部位であり，荷重部でもあるため，移動能力の低下につながり，座位も困難となることがある．寛骨臼から仙腸関節に向かう荷重部位に骨破壊があると，支持性を獲得する有効な手術方法がなく，治療に難渋することが多い．当院では，寛骨臼の病変に対して，腫瘍掻爬後に骨セメントの充填とスクリュー固定の併用や（図3）[7)]，仙腸関節部の不安定性に対して腰仙椎固定用のSAIスクリュー（sacral alar-iliac screw）による内固定を試みており，術後早期の荷重歩行が可能で，短期の治療成績は良好であるが，まだまだ挑戦的な治療と言わざるを得ない．手術だけではなく，ラジオ波焼灼術（radiofrequency ablation；RFA）やTAEなどのIVR（interventional radiology）と併用することで，低侵襲で有効な治療方法の確立が期待される．

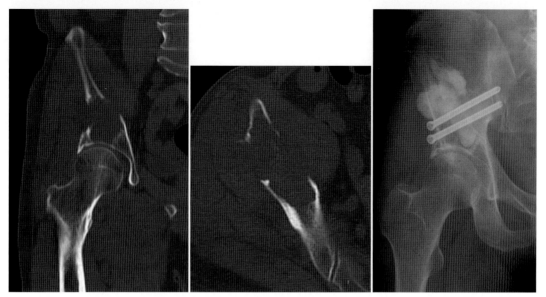

**図 3.** 甲状腺がんの臼蓋骨転移に対して腫瘍掻爬, 骨セメント充填とスクリュー固定を併用

(文献 7 より引用)

## 装具療法

　四肢, 骨盤骨転移に対する装具療法は, 移動機能の補助, 病的骨折の予防に有用である. ファンクショナルブレースや PTB ブレースは, 病的骨折の予防や固定, 下腿遠位の免荷歩行に用いられる. 杖や歩行器は, 歩行の補助具として有用である. しかし, 装具療法は, しばしば動きを制限することにつながるため, 「動きにくい」「苦しい」「着脱が面倒」といった不快感を生じる. 治療により除痛が得られると, 骨折予防のための免荷歩行を指示していても, 現実的には継続が困難な場合が多い. また, 局所の腫脹や疼痛があると, ブレースの装着は不可能であるし, フレイルや高齢の骨転移患者に, 免荷歩行を強いることも難しい. 装具療法の適応を正しく評価し, 装具の必要性と目的を十分に説明すること, 患者本人の理解を得ることが重要である.

## 骨転移のマネジメント

　骨転移マネジメントの最大の目的は, がん患者の ADL, QOL を維持し, 「動ける」「生活できる」ようにすることである. 特に四肢長管骨や骨盤の荷重部の骨転移については, 除痛, 病的骨折の予防と治療, 運動機能と支持性の獲得が重要になる. 治療方針を決める際には, まず, がん患者に起こっている運動障害(がんロコモ)と疼痛の病態を正確に評価することが重要で, 正しい評価が適切な治療につながる. 疼痛の原因はがん性疼痛だけではなく, 骨の不安定性・脆弱性(骨折を起こしかけている切迫骨折)が原因であることや, 腫瘍の浸潤や脊髄圧迫による神経障害性疼痛であること, がん以外の運動器疾患が原因であることがあり, これらを鑑別することは難しく, 複数の原因が重なっていることもしばしばある.

　がん治療の発展とともに, 骨転移を有するがん患者の予後が延長しているため, がん患者は骨転移と共存しながら治療を継続し, 社会生活を送る必要がある. そのため, 骨転移の診断時から終末期まで病期に応じたマネジメントが必要となってきている. 原発がんの治療期では, 治療の継続ができるようにがん患者の ADL, QOL を維持することを目指す. 緩和治療に移行した時期では, がん患者の苦痛と介護者の負担を軽減することを目指す.

　四肢の骨転移のマネジメントでは, 骨折のリスクが高い病変に対して予防的手術が重要である. また, 多発骨転移であることも多く, 手術適応と

なる病変を選択して優先度を決定する必要がある．がん患者に対する過剰な安静度の強要，がん治療の中断，再手術や術後合併症を回避するためには，病変ごとに最適な術式と手術のタイミングを検討する必要がある．原発がんの病勢によっては手術よりも他の治療を優先する場合もある．手術以外の治療には，薬物治療，放射線治療，TAEやRFAなどのIVR，装具療法がある．特に，2022年9月より，RFAの保険適用が拡大されたこともあり，骨転移に対する低侵襲な治療法の選択肢として期待できる．症例ごとに最適な治療を提供するためには，多職種の専門的な知識が必要となる．そのため，原発がんの病勢や治療計画，患者の社会的背景や生活様式を含めて，多診療科・多職種で情報を共有し，議論することが重要で，骨転移のキャンサーボードが有用である．

## 今後の課題

近年，多発骨転移の症例が多く，複数の病変に手術を施行する症例も少なくない．そのため，手術のタイミングや術式の選択が難しい．骨転移の数や部位，大きさや骨転移型を評価して総合的に検討する必要がある．がん治療は日々変化，進歩しており，正確な予後予測が困難なことも多く，治療の優先順位を決めることも容易ではない．そのため，各症例について多診療科・多職種からなる骨転移キャンサーボードで議論し情報を共有することが重要である．適切な骨転移のマネジメントによって，PSが改善し，原発がんの治療が可能になることもある．原発がんの治療の発展に伴い，骨転移のマネジメントを変えていく必要があるかもしれない．しかし，骨転移の治療に関するエビデンスは少なく，標準的治療はまだ確立されていない．今後の課題として，四肢骨転移に対す

る治療の有効性について，エビデンスを蓄積し，手術の適応やタイミング，術式の選択の決定に関するガイドラインを作成する必要がある．

## 文　献

1) Mirels H：Metastatic disease in long bones：a proposed scoring system for diagnosing impending pathologic fractures. *Clin Orthop Relat Res*, **249**：256-264, 1989.
　Summary 四肢長管骨転移による病的骨折のリスクに対するスコアリングシステムとして，古くから世界中で引用されている Mirels スコアの原文.
2) 日本臨床腫瘍学会編，骨転移診療ガイドライン改訂第 2 版，南江堂，2022.
　Summary がん診療従事者には必読のガイドラインで，内容がさらに充実した第 2 版.
3) Wachenfeld I, et al：The remineralization of the vertebral metastases of breast carcinoma after radiotherapy. *Strahlenther Onkol*, **172**：332-341, 1996.
4) Hara H, et al：Surgical outcomes of metastatic bone tumors in the extremities（Surgical outcomes of bone metastases）. *J Bone Oncol*, **27**：100352, 2021.
5) Katagiri H, et al：New prognostic factors and scoring system for patients with skeletal metastasis. *Cancer Med*, **3**：1359-1367, 2014.
　Summary 骨転移患者の予後予測のための新片桐スコア．がん種，がんの病期に関わらず評価が可能なため，骨転移の術前評価としても有用.
6) Abouarab MH, et al：Therapeutic options and postoperative wound complications after extremity soft tissue sarcoma resection and postoperative external beam radiotherapy. *Int Wound J*, **15**：148-158, 2018.
7) Kuzuhara S, et al：Palliative surgery for acetabular metastasis：A report of three cases. *JOS Case Reports*, **2**：9-13, 2023.

MB Med Reha **No.302**：**55-64**, 2024

特集／がんロコモ―がん患者の運動器管理とリハビリテーション診療―

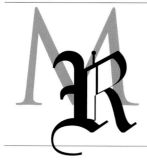

# がんロコモに対するリハビリテーション治療：脊椎転移に対する整形外科的治療の適応と安静度設定

大島和也*

**Abstract** 脊椎転移による脊髄麻痺はオンコロジーエマージェンシーである．進行性であり，対応が早ければ早いほど改善が期待できるため，不可逆的になる前の緊急対応が望まれる．「動ける」「生活できる」ようにするための治療介入であり，がんそのものに対する治療とは別建てに考える．どう評価し，どのように安静度を設定して治療介入すれば良いかを知ることで，がんロコモから救うことができる．ただ，安静度の指示は簡単ではない．安静度を上げるほど尊厳が損なわれ，安静度を下げるほどリスクが増す．安静度をうまく設定して，治癒せずともいかに生活するかを早期に見極め，目標を設定した治療介入を行う．骨折や麻痺を治すこと，痛みを緩和することがすべてではない．動けなくなると抱える不安を解消し，どうにか「動ける」「生活できる」ようにすることが大切である．どんな動作が禁忌で，どこまでの動きが許容されるかを知り，生活行為動作と照らし合わせる．できない場合は，できるすべがないかを多職種で検討する．装具や移動手段，環境の工夫で変えられることもあれば，「緩和外科」としての手術介入が大きな力となることもある．脊椎転移は，介入の仕方で「動ける」「動けない」や生活が一変する．良き方向に導ける医療者となる一助になれば幸いである．

**Key words** 脊椎転移(spinal metastasis)，脊髄麻痺(metastatic spinal cord compression)，緩和外科(palliative surgery)，オンコロジーエマージェンシー(oncologic emergency)，がんロコモ(locomotive syndrome in cancer patients)

## はじめに

がん医療の発展，高齢化の進展に伴い，日常診療で脊椎転移を有する患者に遭遇する機会が増えている．以前は，脊椎転移すれば寿命が近い，あるいは，寝たきりとなり，治療対象となることは少なかった．しかし，今では，脊椎転移と向き合い，がんそのものに対する治療と別建てに，「動ける」「生活できる」ようにする治療が求められている．そのためには，脊椎転移をどう評価し，どう治療介入すれば良いかを知る必要がある．

## 病状の把握

### 1．脊髄麻痺(オンコロジーエマージェンシー)を知る

脊椎転移で最も注意しなければいけない病態は，脊髄麻痺(オンコロジーエマージェンシー)である．脊椎転移が脊柱管内に進展し，脊髄を圧迫することで脊髄麻痺を呈するが，その程度により緊急性が変わる．脊椎転移による脊髄麻痺は，治療介入しない限り進行性，不可逆性となる．そのため，麻痺を生じてからの時間経過も重要である．脊髄麻痺の程度の評価は，下半身の運動機能で

* Kazuya OSHIMA，〒 543-0035 大阪府大阪市天王寺区北山町 10-31 大阪警察病院 脊椎・脊髄センター，副部長

表 1. Frankel 分類

| 脊髄障害の神経学的な評価尺度 | |
|---|---|
| Frankel E | 脱落なし |
| Frankel D | 筋力低下，実用性あり |
| Frankel C | 運動不全麻痺，実用性なし |
| Frankel B | 運動完全麻痺，知覚のみ |
| Frankel A | 運動知覚完全麻痺 |

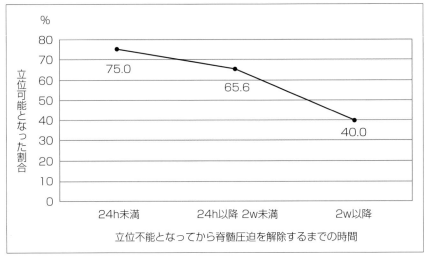

図 1. 脊髄圧迫解除までの時間と機能回復

評価されることが多く，Frankel 分類が有用である(**表 1**)．

　Frankel 分類のわかりやすい見分け方は，① 立てるか，② 足首を動かせるかである．立てなければ Frankel C 以下であり，足首が動かなければ Frankel A あるいはそれにきわめて近い状態である．脊髄麻痺に治療介入する場合，Frankel A と Frankel B〜C，Frankel D〜E には回復に大きな差がある．Frankel C 以下の場合，可及的早期に脊髄への圧迫を解除する(除圧する)ことが望ましい．立位不能となってから除圧までにかかった時間により，回復の程度が異なることが示されており，早ければ早いほど回復しやすい[1)2)]．専門医が必要と判断しても，社会的に固定(再建)までの緊急対応が難しい場合は，取り急ぎ除圧だけを行い，二期的に，あるいは他院で固定(再建)することも検討すべきである．その方が，「動ける」「生活

できる」ようになる可能性が高くなる．一方，Frankel D〜E は，準緊急での対応を許容できる．しかし，Frankel A は可能な限りの緊急対応が望まれるが，緊急対応したとしても回復しない可能性がある．ただ，外傷性脊髄損傷とは異なり，48時間以降でも回復する可能性があることも示唆されている(**図 1**)．つまり，脊椎転移による脊髄麻痺は，できる限り早期の除圧が望ましい．ただ，手術適応は，そのほかの因子も鑑みて判断する．

### 2．もともとの ADL を知る

　もともとの ADL は重要な指標となる．ほぼ寝たきりであれば，手術により得られるメリットは少ない．痛みが緩和し，介護しやすくなるメリットはあるが，たとえ運動麻痺が改善しても，もとの ADL より改善することはあまり望めない．また，年齢や栄養状態，がんの病勢にもよるが，たとえ 1 か月前まで動けていても，動けなくなって

表 2. 手術および放射線治療による歩行能および生命予後

| Author(year) | Study design | Treatment | Regained ability to walk | Overall survival |
|---|---|---|---|---|
| Patchell(2005) | RCT | Surgery+RT | 62% | 126 days (median) |
| | | RT | 19% | 100 days (median) |
| Rades(2010) | Matched cohort | Surgery+RT | 30% | 47% at 1 y |
| | | RT | 26% | 40% at 1 y |
| Rades(2011) | Matched cohort | Surgery+RT | 29% | 38% at 1 y |
| | | RT | 19% | 24% at 1 y |

数週が経過してしまうと，サルコペニアや廃用が進行する．そのため，たとえ脊髄麻痺が改善しても，すぐさまの ADL 回復につながらないことがある．一方，独歩あるいは，杖や押し車で歩けていたのに，突然歩けなくなって数日であれば，手術のメリットは大きい．手術をしなければ，寝たきりとなることはほぼ確定的であり，時間が経てば経つほど，改善の可能性がなくなる．また，放射線治療をしても，手術による除圧ほど運動機能の改善が得られないと示されており[3]～[5]，早期の手術介入が望ましい（**表2**）．

### 3．社会背景を知る

手術適応を決めるうえで，きわめて重要な要素となるのが社会背景である．特に，介護力が大きな鍵となる．近年は，独居や老々介護が増え，これまで生活できていたとしても，動けなくなった途端に生活できなくなることが多い．周囲の介護力があり，車椅子生活になったとしても通院できるのであれば，手術するメリットは大きい．しかし，通院できない場合，あるいは，自宅や施設で介護できず，回復期リハビリテーション病棟への入院が必要になる場合は，そのメリットが半減する．なぜなら，今の医療制度において，回復期リハビリテーション治療とがん治療を併存させることはできないため，脊椎転移による脊髄麻痺への治療介入で「動ける」「生活できる」ようになった先に，がんそのものに対する治療につなげなければ，がん自体は進行してしまうからである．

### 4．画像所見を知る

#### 1）脊柱管内進展病変の有無

MRI が最も一般的な評価手段だが，すぐに撮像できないことも多い．MRI より撮像のハードルが低い CT だと，骨条件で脊柱管内進展病変を捉えることは難しいが，軟部条件の再構築した横断像と矢状断像は参考になる．正常の脊髄の形を捉え，それを追っていき，形がいびつになったり，偏位したりする像を捉えることができれば，病変の有無がわかる．もし，脊柱管内病変がないのに脊髄麻痺があれば，脊髄転移など中枢神経への転移も考える．その場合，たとえ病変を切除しても，機能改善に乏しかったり，すぐに再発転移したりすることがある．

#### 2）脊椎破壊の有無

椎体（前方要素）や椎間関節（後方要素）が破壊されると，支持性が失われるため，痛みや麻痺を生じ，ADL に大きく関わる．破壊に伴う不安定性を改善しない限り，症状緩和や ADL 回復は望めず，薬物療法だけでの改善は乏しいため，固定などによる脊柱再建を検討すべきである．

**a）椎 体**：椎体破壊があるかないかは，術式を決める要素の1つである．骨粗鬆症性椎体骨折は，偽関節になりやすいかどうかが重要となるが，脊椎転移による椎体圧潰は，今後のがん治療の奏効性や他の転移病変の状況から，どこまで切除するかが重要となる．抗がん剤や放射線治療が有効ながん種，多発病変であれば，切除範囲は硬膜管周囲に限局できる．しかし，有効な治療がな

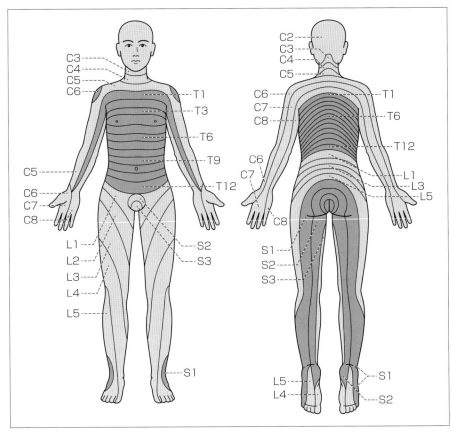

図 2. デルマトーム

いがん種，単発病変であれば，根治的切除など切除範囲が大きくなる．切除範囲が大きくなるほど，また，他の脊椎病変による不安定性が想定されるほど，固定を追加する必要がある．

**b）椎間関節**：椎間関節は椎骨をつなぐ関節であり，支持性に大きく関与する．椎間関節が破壊されているか，椎間関節を切除せざるを得ないかにより，固定追加の必要性が変わる．椎体と同様に，今後のがん治療の奏効性が期待できる場合は，硬膜管周囲の除圧が十分にできれば，椎間関節をできる限り温存することで固定を減らすことができる．しかし，すでに椎間関節が破壊されている場合や椎間関節を切除せざるを得ない場合は，固定を追加する必要性が高くなる．

**3）罹患椎のレベル**

どのレベルが罹患椎であるかは，術式選択だけ

でなく，安静度設定やリハビリテーション治療にも大きく関わる．主病巣だけでなく，主病巣以外の罹患椎の各病変がどの程度かを把握することが大切である．上位頚椎であれば後頭骨からの固定が必要となり，回旋や嚥下に支障をきたすことがある．頚胸椎移行部であれば肩凝りや創離開のリスクが高く，胸椎後弯部であれば創遷延治癒や仰臥位での痛みを生じやすい．胸腰椎移行部であれば二次骨折やインプラント障害を生じやすく，下位腰椎であれば椎体圧潰や不安定性による神経障害，日常生活行為動作の制限が大きくなる．罹患椎は画像で評価できるが，デルマトームをもとに身体所見から障害レベルを推定することも有用である（**図2**）．

**5．全身状態を知る**

脊椎転移は，すべてのがん種においてステージ

IVであり，進行がんである．脊椎転移で初めてがんを知ることもあれば，これまでにがんと診断されている中で，あるいは，がんの治療を続けている中で脊椎転移が見つかることもある．元気そうに見えても多くの合併症が潜んでいることもあり，全身状態は様々である．当たり前だが，治療介入するうえで全身状態を知ることは無視できない．特に，脊椎転移に対する手術は全身麻酔が基本であり，全身麻酔ができないような全身状態であれば手術適応はない．中でも注意しなければいけないのが，骨髄がん腫症である．高度の貧血や極度の凝固線溶系の異常がある場合は，骨髄がん腫症も念頭に，手術適応を慎重に判断すべきである．

### 6．がんの病状を知る

予後がどのくらいかにより手術適応を判断する意見もあるが，がん治療は日進月歩である．分子標的治療薬に加え，免疫チェックポイント阻害薬も次々に開発され，劇的な治療効果が報告されている．放射線治療の進歩も目覚ましく，線量のみならず，照射野の選択や線量分布の精度が向上し，副作用の軽減，腫瘍制御の効果が高まっている．かつて，手術侵襲が大きいため，3か月以上の予後がなければ手術適応がないとされる時代もあったが，術後に次治療への介入が数週間で可能となった今は，1か月以上の予後が見込まれる場合には費用対効果，QALY（quality-adjusted life year；質調整生存年）の観点からも積極的に手術介入を検討することが望ましい．

### 安静度の設定

療法士のみならず，脊椎転移を有する患者に接する誰もが知りたいのが安静度である．よくわからないから知りたいのであり，理由づけされた安静度が求められる．ただ，安静度とは動きを決める度合いであるにも関わらず，安静時の所見をもとに評価されているものが多く，身体所見や画像所見だけで正確な評価ができないことも多い．それゆえ，患者自身の訴えにも耳を傾け，特に，体動時の訴えを聞き取ることが重要である．

### 1．術 前

部位や不安定性，脊髄圧迫の程度により大きく異なる．椎体内に留まる病変，不安定性を生じていない（動くことで痛みが増強しない）場合は，安静度を上げる必要はない．寝たきりや動きによる痛みが強い場合には，部位により慎重に判断する．

#### 1）頚 椎

他の部位の脊椎に比しサイズが小さいにも関わらず，重たい頭を支える必要がある．また，動きが大きい部位でもある．そのため，突然の激痛や頚髄麻痺を生じることがあり，要注意である．頭を動かすことで痛みが強くなる場合は，ベッド上安静，あるいは，ベッドに頭をつけた状態で疼痛許容範囲内のギャッチアップに留めた方が良い．装具は，頚椎を中間位から軽度の後屈位に保てる装具（フィラデルフィアカラーやビスタ®カラーなど）を選択する．顎が装具に埋もれ，装着する意味をなしていない場面もよく見かけるため，必要性と装着法をしっかりと指導する．うまく装着できない時は，ソフトカラーを考慮する．破壊や不安定性が強い場合には，積極的にハロー固定を検討する．

#### 2）胸 椎

脊椎転移の中で最も頻度が高い部位である．起き上がることで後弯が強くなり，痛みや麻痺が増悪するため，ベッドにもたれたままで疼痛許容範囲内のギャッチアップに留めた方が良い．装具は，上位胸椎なら硬性装具であるジュエットブレースだが，中位胸椎から胸腰椎移行部なら軟性装具であるロングダーメンコルセットを選択しても良い．装具に強固な固定を求めるほど，不快感が増し，装着率は下がる．日常的に装着でき，最低限必要な制動性を確保できる装具を選択する．

#### 3）腰 椎

胸腰椎移行部から上位腰椎には脊髄円錐部があり，様々な症状を呈する．腰部脊柱管狭窄症などの変性疾患に見られるような馬尾症状や神経根症状を呈することもあれば，まだらな神経症状や膀

脱直腸障害を呈することもある．脊髄円錐部に圧迫病変がある場合は，脊髄麻痺と同様に対応した方が良い．病変が馬尾神経レベルであれば，脊髄に比し圧迫に強いため，ダーメンコルセットなど固定帯をしっかりと締めて，疼痛許容範囲内の動きを許可した方が合併症は減らせる．ただ，腰椎は荷重や屈伸による負荷が大きい部位であり，体動時痛が強く，早期に手術介入を検討する．

### 4）仙　椎

床ずれになりやすい部位であり，仰臥位になると圧迫による痛みを生じやすい．仙腸関節まで破壊されていなければ，支持性には大きく関与しない．そのため，他の病変に問題がなければ，立位や歩行を許可して良い．仙腸関節まで破壊されている場合は，体動による痛みが強いため，体幹と骨盤がねじれないようにする．また，側臥位になると破壊された仙腸関節に負荷がかかり，痛みが増強するため，側臥位を避けた方が良い．

### 2．術　後

「動ける」「生活できる」ことを目的に手術を行うため，早期離床は欠かせない．出血や髄液漏など，何らかの事情（合併症）で安静度を下げられない場合を除き，ベッド上安静にすべきではない．

### 1）除　圧

神経への圧迫は解除されているため，体動による脊髄麻痺リスクは減っている．神経ダメージの回復を期待しながら，ADLをできる限り早期に向上させることが目標となる．除圧のみの場合は，固定する必要がない，あるいは，固定しない方が良い理由がある．執刀医にその理由を尋ねておくと，安静度の設定やリハビリテーションを進めるうえで，より理解が深まる．また，手術による軟部組織のダメージが回復する（術後1～3か月）までは動きに制限が必要である．

### 2）固　定

二期的に行う時の待機期間は安静度が高いこともあるが，固定は「動ける」固定でなければ意味がない．早期に「動ける」「生活できる」ように固定するため，早期に離床を開始し，早期にADLを向

上させる．ただし，インプラントのゆるみや脱転に注意する必要があり，骨再生による安定化が得られる（術後3～6か月）まで，大きな強い動きは避けるべきである．

## リハビリテーションの進め方

### 1．術　前
### 1）動ける場合

たとえ動けていても，動くことで突然の麻痺，取り返しのつかない障害をきたすことがある．切迫麻痺にも関わらず，痛みなどの自覚症状，運動麻痺などの他覚所見がないこともある．人は見かけで判断してはいけない．腱反射異常や深部覚障害など，自覚していない神経学的所見に目を向けることが，プロフェッショナルの仕事である．また，動ける場合は，入院までにあれをしておきたい，これをしておきたいと動いてしまうのが人のさがである．動くことで起こり得るリスクをその理由とともに説明し，動作制限（禁忌行為動作）の指導をしておきたい．特に，重量物の持ち運び，屈伸や回旋動作，長時間座位を避けるように指導しておきたい．

### 2）動けない場合

ベッド上安静の時こそ，リハビリテーション介入が大切である．術前介入を評価だけで終わらせてはいけない．動けないからベッド上安静であり，動くとさらに悪化するからベッド上安静である．ベッド上安静だからこそ，廃用や血栓の予防，安全な嚥下や呼吸筋の維持，不安の除去などが求められる．動けない患者に接する医療者が多いのは，すべきことが多いからである．多忙であればあるほど御座なりになるのは，患者への寄り添いである．こういう時こそ，関わる医療者と情報を共有してリスク回避に努めてほしい．

### 2．術　後
### 1）離床はできる限り早めに

特殊な場合を除き，術後早期に離床を目指す．ただ離床すれば良い，ただ車椅子移乗ができれば良いわけではなく，できれば立位，歩行を早期に

獲得したい．そのためには，脊椎への負荷が大きい車椅子移乗よりも歩行器での立位，足踏み，歩行を積極的に進めたい．転倒予防にベッド高を下げている場面をよく見かけるが，脊椎転移の術後は，ベッド高を上げての離床が良い．なぜなら，腰位置が低いと立ち上がりに力を要するし，脊椎の前後屈が大きくなるが，腰位置が高いと立ち上がりに要する力は少なくて済み，背筋を伸ばしたままで立位に移行しやすいからである．

### 2）筋トレよりもストレッチと神経再生(再教育)を

早期の ADL 向上が目標ではあるが，術後初期（術後1〜3か月）まで，病変や創部に負荷のかかる筋力トレーニングはすすめるべきではなく，ストレッチや動作指導を行う．だからと言ってただ安静にするのではなく，ダメージを受けた神経に電気信号を繰り返し流すことが神経再生にとって重要であり，病変や創部以外の筋への出力を重視する．ダメージが大きければ大きいほど，また，術後の神経への再教育（電気刺激）が遅れれば遅れるほど，回復には時間がかかる．

### 3）改善しにくい深部覚に早期から介入を

運動麻痺は除圧により回復することも多いが，ADL 回復に向けて最も妨げとなるのが，深部覚障害である．中でも位置覚の障害が大きい．術前の麻痺期間が長いと，近位筋の回復にも時間を要し，術後にも膝折れしやすい．1週間の寝たきりで，10〜20%の筋力が落ちるとされ，回復には少なくとも1か月を要する．高齢者では筋量に余裕がないことも多く，極端に低下すると，効率的な筋力トレーニングが難しく，回復にはさらに時間を要する．また，時間がかかればかかるほど関節の拘縮も生じ，さらに ADL 回復が難しくなる．膝折れや位置覚障害により立位，足踏みが困難な場合に，早期に開始したいのが，ティルトテーブル，平行棒訓練である．また，鏡を使って視覚的に認識させることも有用である．

### 4）Frankel A〜B は早めにゴール設定の変更を

Frankel A〜B はたとえ手術を行っても回復が難しく，回復しても時間を要するため，下肢麻痺の改善が乏しければ，早期から車椅子移乗訓練を開始する．腱反射や筋収縮が出現すれば，継続的なリハビリテーションにより麻痺の改善も期待できるが，回復には相当の時間（術後6か月以上）を要する．がんそのものの治療を優先すべき場合も多く，介護量を減らし，少しでも通院可能となる手段，環境を整えるようにゴール設定を変更すべきである．

### 5）装具はどうすれば良いか

離床時には装具をつけた方が良い．ただし，ベッド上でも装具をつけていると，創治癒には妨げとなったり，食事，トイレ，入浴など基本的な日常生活行為動作にとって妨げとなったりする．ベッド上や食事，トイレ，入浴の時の装具は，特殊な事情がない限り必要ない．そもそも装具による外固定にそこまでの固定力を求めるべきでなく，制動することが主目的である．逆に，装具があるために，創部が遷延治癒したり，日常生活行為動作が拡大できなくなったりするようでは本末転倒である．ベッド上や食事，トイレ，入浴の時に装着せずとも済むような動作指導を行う．なお，固定をした場合は，ゆるみや脱転などのインプラント障害，骨折や不安定性などの隣接障害に注意する必要があり，骨再生による安定化が得られる時期（術後3〜6か月）まで，大きな強い動きは避けるべきである．

### 治療にあたって

#### 1．痛　み

痛みは，人の性格をも変える．ましてや，がんの痛みは世も末と感じさせる．除痛は，がん診療のファーストステップであり，WHO 方式三段階除痛（鎮痛）ラダーに沿った投薬戦略が基本となる（図3）．

脊椎転移の場合，安静時痛は，投薬でも改善を

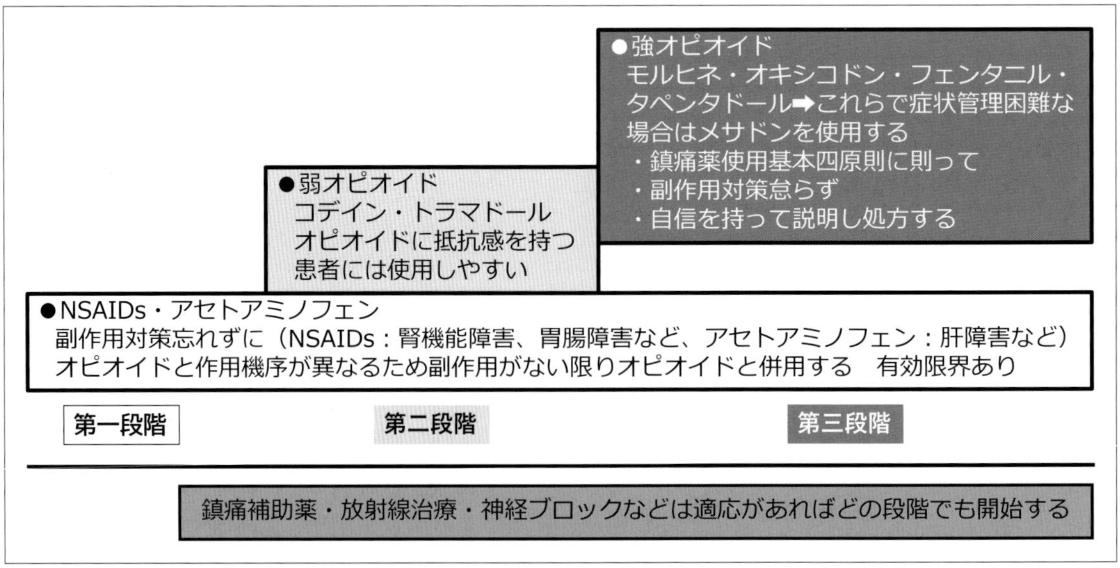

図 3. WHO 方式三段階除痛（鎮痛）ラダー

得ることができる．しかし，体動時痛は，投薬だけで改善を得ることが難しい．なぜなら，がん性疼痛のみならず，動きによる骨性疼痛や神経障害性疼痛が関与するからである．そこで，根治的とならずとも，緩和的な除圧や固定が有用であり，「緩和外科」としての手術が推奨される．

### 2．麻痺

未治療の前立腺がんや血液がんの中には薬物療法が早期に著効するがん種がある．それが早期に明らかとなれば，抗がん剤治療先行で経過を見ることもできるが，一般的に，麻痺を生じている場合は，積極的に手術を検討する．ただし，全身麻酔が困難な状態や骨髄がん腫症であれば，麻痺の救済よりも，全身状態の安定化，痛みや不安の除去など，症状緩和を積極的に図る．

### 3．がん

がんそのものに対する治療と脊椎転移に対する「動ける」「生活できる」ようにする治療は，別建てではあるものの，できれば「動ける」「生活できる」ようになって抗がん治療につなげたい．たとえ抗がん治療につながらなくとも，「動ける」「生活できる」ようになることはとても意義深いが，それを維持するための抗がん治療につなげることで，さらに価値が高まる．

## 注意したいこと

### 1．がんロコモ

がん患者の移動機能の低下には，① がんそのもの，② がん治療の副作用や合併症，③ がんとは関係なく，併存する疾患によるものがある．がんだから仕方ないと決めつけず，目の前のがん患者が動けない理由を冷静に判断し治療介入すると，がんロコモが可逆的となることも多い（図4）．

### 2．上肢麻痺

運動機能，移動機能の大きさから下肢麻痺に気を取られがちだが，上肢麻痺も忘れてはならない．上肢麻痺は，誰にでもわかるような，明らかな頚髄の圧迫があれば良いが，脊柱管内に有意な圧迫病変がない時には，パンコースト腫瘍などによる頚胸椎移行部の神経孔障害や腕神経叢浸潤にも留意する．

### 3．創遷延治癒，創離開

創部治癒は，表面的には 5～14 日だが，内部は 3～6 か月を要する．特に，項靱帯の役目は意外に大きく，頚胸椎移行部，上位胸椎の場合は，創離開に注意しなければいけない．例えば，車椅子自走，上肢支持での平行棒内立ち上がり歩行など，良かれと思って行うリハビリテーションによる肩甲骨の動きで創離開を生じやすい．また，なかな

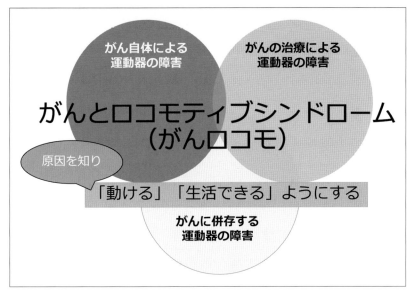

図 4. がんロコモ

か離床が進まず，臥床が長くなると，創部圧迫や浮腫による創瘡延治癒が生じやすい．

### 4．浮腫

知覚や運動の評価のみならず，外観の評価も大切である．浮腫は，廃用，深部静脈血栓症（DVT），心不全，腎不全，血管障害など，様々な要因が考えられ，浮腫が日常生活行為動作を制限していることもある．脊椎転移は，手術に加え放射線治療が行われることも多く，浮腫による合併症（気道狭窄，嚥下障害，遷延治癒，感染，骨折など）を念頭に置いておく必要がある．

### 5．術後の神経症状

術後の症状，特に知覚の回復過程には波があり，訴えも変わりやすい．一喜一憂したり，極端に不安になったりせず，神経症状を冷静に評価すべきである．知覚だけでなく，運動麻痺の進行がないか，血液検査や画像検査の増悪がないか，バイタル変化や合併症がないかも評価する．

### 6．介入のタイミングと強度のバランス

早く離床すべきとは言え，病態を理解しながら離床しなければいけない．手術侵襲による全身状態が落ち着くのは，炎症所見が落ち着く48時間以降となる．早期離床が大切であることは確かだが，術後48時間以内の無理は禁物である．とは言え，神経再教育を早期にすればするほど，麻痺は回復しやすい．術後早期ほど改善度も大きいため，綿密かつ段階的なリハビリテーション治療を計画し，早期のADL向上を目指してほしい．

### 7．寄り添い

脊椎転移による脊髄麻痺になると，進行性のことが多く，恐怖や不安が強くなる．DVTや肺炎，褥瘡など，合併症も生じやすく，術前介入ですべきことは多い．逆に，手術をすると，治った気持ち，すべてを終えた気持ちになりがちだが，術後介入が手術の成否を決めると言っても過言ではない．治療がうまくいく場合は良いが，必ずしもうまくいくとは限らず，うまくいかない場合に，予想される経過や治療目標を示し，身体的，精神的な安定が得られる寄り添いが大切となる．

### おわりに

脊椎転移があるがために，がん治療が制限されたり，生活が変わったりすることほど悲しいことはない．特に，生活は「動ける」「動けない」で一変する．脊椎転移は，介入の仕方により，生涯，寝たきりとなることもあれば，寝たきりから1人で生活できるまで改善できることもある．それは，関わる医療者によって大きく変わる．脊椎転移を有するがん患者に遭遇した時，たとえ自身ができなくとも，自身がその人の生活を良き方向に導け

る存在でありたい．治療介入しないための言い訳を探すのではなく，治療介入する理由を探し，1人でも多くの笑顔を導けることを願う．一日一生，瑣事に感謝する豊かな人生となれば幸いである．

## 文　献

1) 大島和也：【がん患者の運動器マネージメント—がんロコモとは—】がんとロコモティブシンドローム（がんロコモ）のニューフロンティア—「入院から在宅へ」のいま，求められる医療者の役割とは？—．運動器リハ，**30**(3)：276-284，2019.

2) 大島和也：【がんロコモの展望】がん患者に対する手術介入によるQOL改善の実際．整外と災外，**62**(7)：843-849，2019.
Summary 脊髄麻痺に対する手術介入が歩行能や生命予後を改善することやFrankel分類に基づくゴール設定がまとめられている.

3) Patchell RA, et al：Direct decompressive surgical resection in the treatment of spinal cord compression caused by metastatic cancer：a randomised trial. *Lancet*, **366**(9486)：643-648, 2005.
Summary 無作為割付比較試験（RCT）にてMSCC（脊髄圧迫）に対する減圧術＋RT（併用群）がRT単独に比し歩行能と生命予後を改善することが示されている.

4) Rades D, et al：Matched pair analysis comparing surgery followed by radiotherapy and radiotherapy alone for metastatic spinal cord compression. *J Clin Oncol*, **28**(22)：3597-3604, 2010.

5) Rades D, et al：Surgery followed by radiotherapy versus radiotherapy alone for metastatic spinal cord compression from unfavorable tumors. *Int J Radiat Oncol Biol Phys*, **81**(5)：e861-e868, 2011.

MB Med Reha **No.302**：65-70, 2024

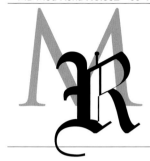

特集／がんロコモ―がん患者の運動器管理とリハビリテーション診療―

# がんロコモの集学的治療：
# 骨転移キャンサーボード

吉川　遼*1　酒井良忠*2

Abstract　がん患者の増加に伴い，がんロコモと呼ばれる疾患概念が提唱され，その中でも骨転移は運動管理とリハビリテーション診療において重要である．骨転移の最も重篤な合併症として骨関連事象(SRE)があり，がん患者の ADL や QOL を著しく低下させるため，骨転移診療において SRE の予防や治療が重要である．骨転移診療は多職種多診療科による集学的治療が必要であり，適切な治療方針を決定するために「骨転移キャンサーボード(CB)」が有用であり，近年導入する施設が増えてきている．当院でも 2013 年から導入し，骨転移 CB を用いたリハビリテーション治療により骨転移患者の ADL や QOL が向上した症例を多く経験している．しかし本邦のガイドラインでは骨転移患者に対するリハビリテーション治療は弱い推奨となっており，エビデンスの蓄積が必要である．また，骨転移 CB が導入されていない施設が多いことや，回復期や生活期では集学的治療が難しい場合が多いなどの課題があり，さらなる啓蒙や教育が必要である．

Key words　がんロコモ(locomotive syndrome in cancer patients)，骨関連事象(skeletal related event)，骨転移キャンサーボード(bone metastasis cancer board)，リハビリテーション診療(rehabilitation)

## がんロコモと骨転移診療

本邦でのがん新規罹患数は年間 100 万人以上であり[1]，出生数を上回るようになっている．一方で，がん医療の進歩により生命予後は改善し，がん生存者の増加も著しく，本邦では 2015 年時点で 533 万人と推計されている．米国の大規模データベースを利用した研究では，がん患者の約 4.6%に骨転移を認めたと報告しており[2]，がん生存者が増加すると必然的に骨転移患者数も増加する．

がん診療は外来移行が進んでおり，がん生存者の日常生活活動(activities of daily living；ADL)はがんの治療法に影響することがある．そこで日本整形外科学会は 2018 年に，がん患者の ADL，生活の質(quality of life；QOL)の向上を目指すた

めに「がんロコモ」という疾患概念を提唱した．これは「がん自体あるいはがんの治療によって運動器の障害が起きて移動機能が低下した状態」を示し，①がん自体による運動器の障害，②がん治療による運動器の障害，③がんに併存する運動器の障害の 3 つに分類される[3]．①の中で最も頻度の高いものが骨転移であり，がん患者の運動管理とリハビリテーション診療の際に骨転移は避けては通れないものである．

骨転移に伴う症状としては，痛み，病的骨折，脊髄圧迫，高カルシウム血症などが代表的なものである．その中でも特に，病的骨折，脊髄圧迫，さらにこれらに関連した放射線治療，外科手術を合わせたもの(高カルシウム血症も含めることがある)をまとめて骨関連事象(skeletal related

*1 Ryo YOSHIKAWA, 〒650-0017 兵庫県神戸市中央区楠町7-5-2　神戸大学医学部附属病院リハビリテーション科，医員
*2 Yoshitada SAKAI, 同／同大学大学院医学研究科リハビリテーション機能回復学，教授

event；SRE)と称する[4]．SRE を発症するとがん患者の ADL や QOL は著しく低下するので，予防，治療することは非常に重要である．Shinoda らは SRE の予防は骨転移患者の QOL の改善だけでなく，精神機能や全身症状の改善にもつながる可能性があると報告している[5]．骨転移を早期に診断鑑別することは，がん患者の運動器管理に非常に重要である．そのための取り組みとして，Nakata らは脊椎転移患者において，MRI 連携骨転移登録システムを導入することによって，神経症状の発生率，整形外科へのコンサルト率，骨修飾薬の導入率などの点で，効果的であったと報告している[6]．

骨転移に対する治療は転移巣の根治よりも，患者の活動状態(Performance Status；PS)，ADL，QOL の改善または維持を目標とすることが多い[7]．近年，医療の進歩により骨転移に対する治療選択肢の幅も広がっており，骨転移患者の生命予後も改善してきている．しかし治療の選択肢が多くなっている反面，治療選択の判断が難しくなっている．

骨転移の治療の 1 つにリハビリテーション治療がある．過去の論文では，脊椎転移患者に対するリハビリテーション治療は生命予後を改善したという報告[8]や，骨転移のある前立腺がん患者に対する運動療法は有害事象の発生なく身体機能の維持に有効であったという報告[9]が存在する．しかし骨転移に対するリハビリテーション治療効果に関するエビデンスは現段階では乏しく，骨転移診療ガイドライン　改訂第 2 版[4]でもがんのリハビリテーション診療ガイドライン　第 2 版[10]でも，いずれも弱い推奨となっている．

## 骨転移キャンサーボードとは

骨転移診療に関しては様々な視点からのアプローチが必要であり，多職種・多診療科による集学的治療が必要である．集学的治療とは薬物療法(抗がん剤，分子標的薬，ホルモン療法，免疫チェックポイント阻害薬治療など)や緩和ケアな

どの全身治療，手術や放射線治療などの局所治療，リハビリテーション治療などである．集学的治療を実現させるためには，多診療科による会議をして意見交換し，正確な診断と治療方針を決定していくことが重要である[11]．そのために役立つのが，骨転移を有するがん患者に適切な治療を提供するために医療機関で開催される「骨転移キャンサーボード(CB)」であり，近年開催される施設が増えてきている[12]．その他にも CB としての登録はせず，各診療科合同の SRE カンファレンスとして行っている施設もある．

## 骨転移キャンサーボードの実際

### 1．骨転移キャンサーボードの取り組み

骨転移 CB の役割は，骨転移の診断と治療を標準化したうえで多職種多診療科による集学的治療を確立することである．施設によって診療科の体制が異なるので，開催形態は様々である．主治医が CB に報告するシステム，読影で発見された骨転移をすべて報告するシステム，看護師・療法士・緩和ケアチームが痛みの変化に気づいたら報告するシステムなど，施設によって様々な取り組みが行われている．

神戸大学では 2013 年から骨転移 CB を実施し，骨転移診療を行ってきた．骨転移 CB カンファレンスを決まった曜日と時間で定期的に開催することにより，できるだけ多くの人が参加できるようにしている．当院ではリハビリテーション科医が中心となり，医師(整形外科，放射線腫瘍科／IVR 科，緩和支持治療科，腫瘍血液内科，呼吸器内科)，理学療法士，緩和ケア専従看護師などに参加してもらい，必要時は前述に含まれていない各診療科の主科の先生にも参加してもらっている．図1のように，以前は対面式で 1 か所に集まってカンファレンスを行っていたが，COVID-19 流行後からは，web を用いて実施している．Web 開催にすると学外からも参加してディスカッションすることができるので，より多くの人が参加することが可能となっている．

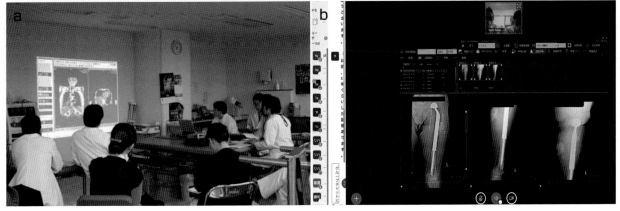

a．COVID-19 流行前　　　　　　　　b．COVID-19 流行後

図 1．骨転移キャンサーボードカンファレンスの様子

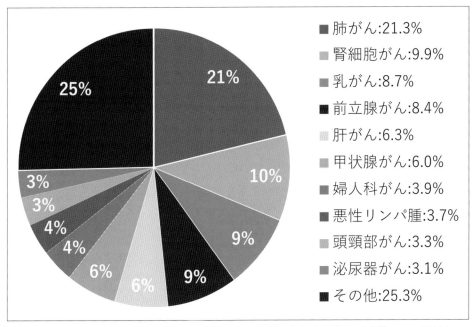

- ■ 肺がん:21.3%
- ■ 腎細胞がん:9.9%
- ■ 乳がん:8.7%
- ■ 前立腺がん:8.4%
- ■ 肝がん:6.3%
- ■ 甲状腺がん:6.0%
- ■ 婦人科がん:3.9%
- ■ 悪性リンパ腫:3.7%
- ■ 頭頸部がん:3.3%
- ■ 泌尿器がん:3.1%
- ■ その他:25.3%

図 2．当院の骨転移キャンサーボードの対象となった骨転移患者の原発巣のがん種割合

　カンファレンスでは，問題を抱えている症例を順番に病歴，治療経過，画像所見，現在の問題点について提示してもらう．症例を提示してもらうことで参加者の間で，患者背景，生命予後予測，SRE のリスク管理，安静度設定，治療目標などの情報を共有することができ，治療（化学療法，放射線治療，緩和治療，手術，装具治療など）の適応や優先順位を検討することができる．またリハビリテーション診療においては，カンファレンスで安静度の設定を行えることが 1 番の利点であると考える．骨転移 CB カンファレンス後の実際のリハビリテーション治療内容としては，まずは決定した安静度の範囲内で，疼痛の増悪，骨折，麻痺を生じることなく安全に動くための動作指導を行う．そして麻痺や骨折のリスク管理を継続したうえで，可能であれば移乗訓練，立位訓練，歩行訓練などを行う．リハビリテーション治療経過中に安静度を拡大することができる症例を多く経験するので，リハビリテーション科医から各診療科に提案することも行っている．またその際に，追加

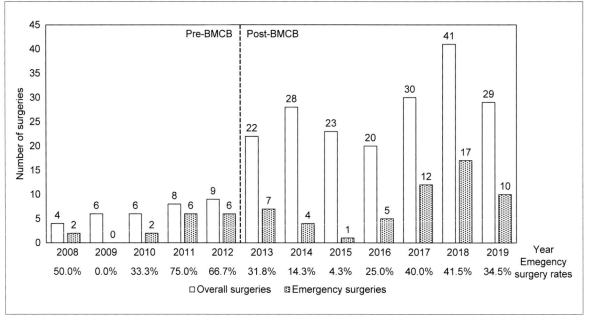

図 3. 骨転移キャンサーボード（BMCB）導入前後での転移性脊椎腫瘍に対する手術件数の推移
（文献 15 より引用）

で疼痛の原因検索や画像検索が必要な場合は，主科に相談することもできる．このような連携は病院の規模が大きくなればなるほどが難しくなるが，骨転移 CB カンファレンスを定期的に行っていると，スムーズに行うことができるのも利点である．このような一連の流れで，患者の ADL の維持・向上，QOL の向上を目指して，積極的なリハビリテーション治療が実現できている症例を多く経験している[13]．

### 2．骨転移キャンサーボードが当院の骨転移診療に及ぼした影響

2013 年 4 月〜2021 年 3 月に神戸大学で骨転移 CB の対象となった患者は 668 例であった．対象患者のがん種の割合は肺がん（21.3%），腎細胞がん（9.9%），乳がん（8.7%），前立腺がん（8.4%）の順に多かった（図 2）．また対象となった患者の経時的な変化を調べてみると，年々病状が悪化する（PS が悪くなる，疼痛が強くなる，ADL や QOL が低下する）前に，骨転移 CB を用いた集学的治療を開始できるようになってきていることがわかった．また Miyazaki らは骨転移 CB 開始後から脊椎転移に対する緊急手術の割合が低下したことを報

告している（図 3）[14)15]．また過去の我々の調査では，骨転移 CB を用いてリハビリテーション治療を行った患者の中で，81.9% の患者が QOL の上昇を認め，73.7% の患者が ADL の上昇を認めていた（図 4）．大きな有害事象を 1 例も認めることがなかったため，骨転移 CB を用いてリスク管理したうえでのリハビリテーション治療の有用性が示唆された．具体的なリハビリテーション治療内容に関してはまだエビデンスが乏しく，今後の課題であると考えている．

### 骨転移キャンサーボードの課題と展望

2018 年に整形外科研修施設を対象に行われたアンケートによると，骨転移 CB が開催されているがん診療拠点病院の割合は，わずか 16% であった[16]．近年では少しずつ増えてきているが，それでもまだ骨転移 CB が実施されていない施設は国内でも多く存在する．その理由としては，多職種，多診療科が同時に集まれる時間調整が困難であることなどが挙げられる．しかし当施設で行っているようなビデオ会議を用いれば，病院外からでも参加することができる．また骨転移 CB は，その

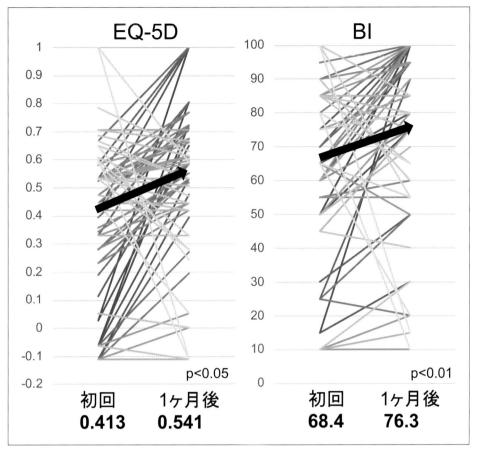

**図 4.** 骨転移キャンサーボードを用いたリハビリテーション治療による，
骨転移患者の EQ-5D(QOL)と Barthel Index；BI(ADL)の１か月の変化

場で議論することも重要であるが，参加者同士の
お互いの顔や名前を知っておくことで，日常診療
でも気軽に相談できる関係性が構築できるという
点でも非常に有意義である．

　急性期病院を退院した後の骨転移診療に関して
は課題が残されている．我々は以前，骨転移に対
する治療後に回復期病院に転院した患者の８割以
上が，転院時よりも ADL が低下し，原発巣の増
悪や感染症により急性期病院に転院したことを報
告している[17]．これは回復期病院では，原発巣や
骨転移病変に対する治療が行えず，リハビリテー
ション治療に関しても積極的に行えていなかった
ことが影響していた．また骨転移患者の生活期で
の治療に関しては，リハビリテーション治療の継
続ができていないことが問題と考えている．生活
期では SRE のリスクが必要以上に高く見積もら

れ，生活期で携わる医療関係者や家族のイメージ
として，「骨転移→安静」というものがまだ残って
いることが影響していると思われる．がん診療
医，緩和治療医，整形外科医，リハビリテーショ
ン科医が生活期でも連携して診療継続できる体制
の構築が必要であると考える．

　骨転移診療は多職種多診療科で協力して行う必
要があるが，実践できれば患者の ADL や QOL を
改善させることが期待できる．将来的には急性期
病院だけでなく，回復期や生活期も含めた多施設
で，骨転移 CB を用いた骨転移診療を行うことに
よって，リハビリテーション治療を含めた集学的
治療の継続が円滑にできるようになると考える．
そのためには骨転移 CB による骨転移診療に関
して，今後もさらなる教育と啓蒙が必要である．

## 文 献

1) 公益財団法人 がん研究振興財団：がんの統計. 2022.

2) Huang JF, et al：Incidence of patients with bone metastases at diagnosis of solid tumors in adults：a large population-based study. *Ann Transl Med*, **8**：482, 2020.

3) Kawano H, et al：Locomotive syndrome in cancer patients：a new role of orthopaedic surgeons as a part of comprehensive cancer care. *Int J Clin Oncol*, **27**：1233-1237, 2022.
Summary がんロコモのレビュー論文であり，わかりやすくまとめられている文献.

4) 日本臨床腫瘍学会編，骨転移診療ガイドライン改訂第2版，南江堂，2022.

5) Shinoda Y, et al：Factors related to the quality of life in patients with bone metastases. *Clin Exp Metastasis*, **36**：441-448, 2019.
Summary SRE，PS，疼痛が骨転移患者のQOL低下に影響することを明らかにした.

6) Nakata E, et al：Multidisciplinary treatment system for bone metastases for early diagnosis, treatment and prevention of malignant spinal cord compression. *Oncol Lett*, **19**(4)：3137-3144, 2020.

7) Coleman RE：Metastatic bone disease：clinical features, pathophysiology and treatment strategies. *Cancer Treat Rev*, **27**：165-176, 2001.

8) Tang V, et al：Prognostic indicators in metastatic spinal cord compression：using functional independence measure and Tokuhashi scale to optimize rehabilitation planning. *Spinal Cord*, **45**：671-677, 2007.

9) Galvão DA, et al：Exercise preserves physical function in prostate cancer patients with bone metastases. *Med Sci Sports Exerc*, **50**：393-399, 2018.

10) 日本リハビリテーション医学会 がんのリハビリテーション診療ガイドライン改訂委員会編，がんのリハビリテーション診療ガイドライン 第2版，金原出版，2019.

11) Vieillard MH, et al：Multidisciplinary meetings dedicated to bone metastases：a historical perspective and rationale. *Bull Cancer*, **100**：1135-1139, 2013.

12) 酒井良忠：がんロコモとがんリハビリテーション診療の関係性. *Jpn J Rehabil Med*, **57**：289-295, 2020.

13) 藤原克哉ほか：骨転移キャンサーボードの実施により早期の日常生活動作の獲得が可能であった両側大腿骨髄内釘固定術後の一症例. 理学療法学, **50**：246-250, 2023.

14) 角谷賢一朗ほか：転移性脊椎腫瘍の診断と治療戦略—骨転移 Cancer Board の活用—. 臨床整形外科, **51**(7)：601-605, 2016.

15) Miyazaki K, et al：Effect of bone metastasis cancer board on spinal surgery outcomes：A retrospective study. *Medicina*(*Kaunas*), **59**：2087, 2023.
Summary 骨転移キャンサーボードを導入したことで，脊椎の緊急手術率が低くなっていたことを明らかにした.

16) Morioka H, et al：Involvement of orthopaedic surgeons for cancer patients in orthopaedic training facilities certified by the Japanese Orthopaedic Association—A nationwide survey. *J Orthop Sci*, **28**：446-452, 2023.

17) Kobayashi M, et al：Clinical outcome of patients with bone metastases in a convalescent rehabilitation ward：A case series of six patients. *Prog Rehabil Med*, **7**：20220022, 2022.

MB Med Reha **No.302** : **71-76**, 2024

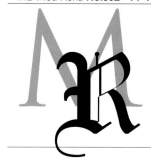

特集／がんロコモ—がん患者の運動器管理とリハビリテーション診療—

# 緩和医療領域における運動器管理の必要性とリハビリテーション治療の意義

新野捺美[*1]　岩瀬　哲[*2]

　Abstract　緩和ケアにおいてがんロコモは ADL や QOL の低下につながる重要な病態である. 原因はがん性疼痛ばかりではなく多岐にわたり, 特に筋筋膜性疼痛症候群(MPS)はオピオイドが無効でリハビリテーション治療などが有効であるため注意を要する. またがんロコモは ADL と介護環境に大きな影響を与えるため, 在宅復帰を目指す際には多職種で患者の ADL や介護環境を検討し, がんロコモ状態への適切な介入を行うことが重要である.
　がん治療が緩和ケア主体のフェーズに移行してもリハビリテーション治療の役割は重要で, 特に機能予後の評価はリハビリテーションスタッフが中心となる. またリハビリテーション治療は患者の自己コントロール感を高め社会的な苦痛を軽減するという緩和的な側面も持っている. 我が国の現行の制度では緩和ケアチームにリハビリテーション専門職の参加は必須ではないが, がんロコモをはじめとした多彩な症状の原因を正確に鑑別し, 患者の QOL 向上のためのアプローチを検討するためには, リハビリテーション専門職の存在は非常に大きい.

　Key words　緩和医療(palliative medicine), 筋筋膜性疼痛症候群(myofacial pain syndrome), 在宅医療(home medical care), 緩和ケアチーム(palliative care team)

## 緩和医療とがんロコモ

　2002 年に WHO(世界保健機構)が定めた定義によると, 緩和ケアとは, 「生命を脅かす病に関連する問題に直面している患者とその家族の QOL を, 痛みやその他の身体的・心理社会的・スピリチュアルな問題を早期に見出し適切に評価を行い対応することで, 苦痛を予防し和らげることを通して向上させるアプローチである」とされている.

　がんロコモはがん患者の ADL 低下に直結し, QOL を低下させる重要な病態である. 臨床現場では「がん性疼痛」がその原因と見なされ, 薬物療法による疼痛緩和のみで対応されていることが多

いが, 実際にはがん性疼痛以外にも様々な原因でがんロコモは起こり得る(**表1**). がんロコモは「がん自体」「がん進行」「がん治療」「併存する運動器疾患」を原因とする一次性がんロコモと, 一次性がんロコモの結果「不動化(disuse)」や「不良姿勢(malposture)」が続くために起こる「筋筋膜性疼痛症候群(myofacial pain syndrome；MPS)」を主病態とする二次性がんロコモに分類される.

　がんロコモの原因, 病態によって対処法が異なることは論を俟たないが, 二次性がんロコモの主因である MPS にはトリガー・ポイント・ブロックやリハビリテーション治療, 温罨法が有効で, オピオイドや鎮痛補助薬(抗うつ薬, 抗けいれん

*1 Natsumi NIINO, 〒 350-0495 埼玉県入間郡毛呂山町毛呂本郷 38　埼玉医科大学病院緩和医療科, 助教
*2 Satoru IWASE, 同, 教授

表 1. がんロコモの分類と主な原因病態，代表される対処法

| 分類 | 原因病態 | 代表される対処法 |
|---|---|---|
| がん自体によるがんロコモ | 骨転移，肉腫 | がん治療，手術，放射線治療，鎮痛薬 |
| がん進行によるがんロコモ | がんカヘキシー | 対症療法 |
| がん治療によるがんロコモ | 筋力低下，廃用症候群，続発性骨粗鬆症，薬剤性末梢神経障害，手術や放射線治療による骨・軟部組織障害 | |
| 運動器疾患によるがんロコモ | 変形性関節症，腰部脊柱管狭窄症，骨粗鬆症，関節リウマチなど | 運動器疾患に対する治療 |
| 二次性がんロコモ | ADL 低下に伴う筋筋膜性疼痛症候群(MPS) | トリガー・ポイント・ブロック，リハビリテーション治療，温罨法 |

（文献1より引用，一部改変）

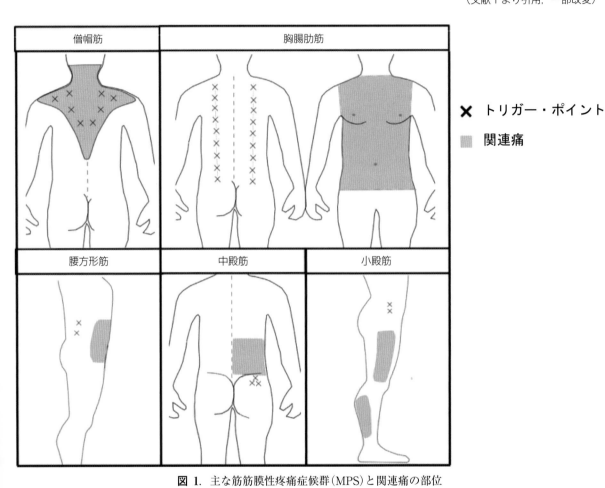

**図 1.** 主な筋筋膜性疼痛症候群(MPS)と関連痛の部位

（文献3より引用，一部改変）

薬)に代表される薬物治療は無効と考えられている．MPS の好発部位は**図1**で示す通りで，ときに関連痛が出現する場合もあり，この場合は患者が自発痛を訴える部位と実際に介入すべき箇所が異なるので注意を要する．不動化や不良姿勢が改善されれば MPS は自然に改善していく．

Ishiki らは，疼痛を訴える終末期患者において高頻度(91%)に MPS が認められると報告している[2]ので，がん性疼痛としてオピオイドなどが処方されている患者の中に MPS を抱えた症例も相当数含まれている可能性を考慮しなければならない．また，二次性がんロコモは一次性がんロコモ

に引き続いて起こることが多いため，不動化や不良姿勢を予防するために一次性がんロコモの患者もリハビリテーション治療の対象とするべきである．このように，がんの進行期においてもQOLの維持・向上のためにリハビリテーション治療の果たす意義は大きい．

### 在宅医療とがんロコモ

本人らしい最期の時間を過ごすために在宅での療養を患者や家族が希望した時，それが実現可能かどうかを規定するのは多くの場合がんの病態ではなく，患者の日常生活活動（Activities of Daily Living；ADL）と介護環境である．

がんの治療がうまくいっていても，たとえば治療の副作用で臥床時間が長く筋力低下をきたして日常の基本的な動作に介助を要するようになってしまったら，自宅療養のハードルは上がる．反対にがんは進行性でも，症状がコントロールできてADLが自立であれば在宅復帰を視野に入れることができる．がん治療医は加療に専念する傾向があるため，ADLや介護環境の情報に接触しやすいのはリハビリテーション専門職（リハビリテーション科医師，理学療法士，作業療法士，言語聴覚士）や，日々患者のケアを行っている看護師と言える．

患者が在宅復帰を希望した場合には，安心して自宅療養を行うためにどこまでのADLが要求されるのか，がんロコモ状態であるならばどのような介入が効果的なのかを，個々のケースごとに多職種でよく検討する必要がある．介護環境については家族ごとにある程度固定されるはずであるので，ソーシャルワーカーを中心に利用可能な社会資源などを確認し，がんロコモ状態の場合には自宅療養可能なADLを目指してリハビリテーション治療を行う．この時，がんロコモの原因やADLの可逆性についてのリハビリテーション専門職の意見は非常に重要で，リハビリテーション治療によって在宅復帰が望める場合はもちろん，仮に不可逆性のがんロコモで在宅復帰が困難と見込まれ

る場合でも，患者が残された時間を有意義に過ごすために速やかに意見を共有しておくべきである．家族によっては介護に対する不安が強く，それが在宅復帰の妨げとなってしまうケースがあり，有効な介助方法について退院前に家族に指導を行うことで不安の軽減につなげられることもある．

### がんロコモが緩和ケアチームに与える影響

緩和ケアチームは，疼痛，呼吸困難，悪心・嘔吐，不眠・イライラ，せん妄，栄養管理など患者の多彩な症状に対応するための，多職種によるチームである（**表2**）．がんロコモに関して緩和ケアチームには「移動機能低下の原因となっている症状（疼痛，しびれ，麻痺など）の緩和のためにどのようなアプローチができるか」と「低下した身体機能を最大限に活かしてQOLを向上させるためにどのようなアプローチができるか」を考案することが求められる．

緩和ケアチームが遭遇する可能性のあるがんロコモの原因は，
- 骨転移による疼痛
- 病的骨折による疼痛や運動制限
- 脊椎転移，脊柱管浸潤による疼痛，しびれ，麻痺
- 抗がん剤による薬剤性神経障害
- 手術による疼痛や神経障害
- がんとは無関係に併存する運動器障害：変形性関節症，関節リウマチ，腰部脊柱管狭窄症，骨粗鬆症など
- 廃用による移動能力低下
- 胸腹水貯留，倦怠感，食欲不振など，がん進行により出現する症状に伴う移動能力低下
- 気持ちのつらさ，症状による不安などに起因する意欲低下に伴う移動能力低下
- 筋筋膜性疼痛症候群（MPS）
- せん妄

など多岐にわたる．コンサルテーションされるほとんどすべての症例に何らかの形でがんロコモが関わっていると言っても過言ではない．これらを正確に鑑別することが患者のQOL向上のための

表 2. 緩和ケアチームの定義

　ここでいう緩和ケアチームとは，「緩和ケアを専門とする医師，看護師等を含めたチームによる緩和ケアの提供体制」を指し，以下の 2 項目を満たす場合に緩和ケアチームがある，とする．

(1) 緩和ケアチームに常勤の医師が 1 名以上配置されている（専従である必要は無い）

(2) 紹介患者の身体的・心理的・社会的・スピリチュアルな苦痛に包括的に評価し，必要に応じて疼痛・身体症状の緩和に関する専門家や精神症状の緩和に関する専門家と協力する体制がある（ペインクリニック，サイコオンコロジーなど特定の領域に限って対処しているのではなく，患者の苦痛全てに対応が可能）．

（文献 4 より抜粋）

表 3. 緩和ケア診療加算：緩和ケアチームの構成員について

　当該保険医療機関内に，以下の 4 名から構成される緩和ケアに係る専従のチーム（以下「緩和ケアチーム」という．）が設置されていること．

ア　身体症状の緩和を担当する常勤医師

イ　精神症状の緩和を担当する常勤医師

ウ　緩和ケアの経験を有する常勤看護師

エ　緩和ケアの経験を有する薬剤師

　なお，ア又はイのうちいずれかの医師及びエの薬剤師については，緩和ケアチームに係る業務に関し専任であって差し支えないものとする．

（文献 5 より抜粋）

第 1 歩である．日本緩和医療学会の緩和ケアチームの定義（表 2）や緩和ケア診療加算の算定要件（表 3）では限られた職種にしか言及がないが，多角的な視点であらゆる可能性を検討しながら対処法を探っていくためにはそれ以外の職種もできる限りチームに参加することが理想的である．日本緩和医療学会の「緩和ケアチームメンバー職種別手引き」には，医師，看護師，薬剤師に加え，ソーシャルワーカー，医療心理に携わる専門職（臨床心理士，公認心理師），リハビリテーション専門職（作業療法士，理学療法士，言語聴覚士），管理栄養士の緩和ケアチームでの役割について幅広く記載されている．

## リハビリテーション科医師，リハビリテーション専門職が緩和ケアチームに入ることの意義

　がんの治療が積極的に行われている時期でも，術後の機能回復やパフォーマンス・ステータス（PS）の維持などリハビリテーション治療が果たす役割は大きいが，緩和ケア主体のフェーズに治療が移行してきた場合でもリハビリテーションスタッフの存在意義は薄れることはなく，むしろ重要性を増してくる．がん患者の生命予後はがん治療医や緩和ケアチーム身体症状担当医師が評価するが，機能予後についてはリハビリテーションスタッフが中心となって評価することになる．患者の療養環境や QOL を決定づけるのが必ずしも病態ではないということを念頭に置くと，機能予後の判断によって患者の行く末が全く違ったものになり得ることは想像に難くない．また，治療に伴って様々な機能を失ったり，治療が思うように進まなかったりしてつらさを抱えている患者にとって，工夫をしながらできることを探していくことはセルフコントロール感につながる．さらに，仮に機能改善が見込めない状態であったとしても，一定時刻に訪問し，一定時間のリハビリテーション治療を提供することで，患者の社会的な苦痛を和らげる可能性があり，支持的に関わることによってリハビリテーション治療自体に緩和的な意味合いを持たせることもできる．

　上記のような関わりはもちろん直接患者を担当（直接介入）することでも提供できるが，緩和ケアチームでコンサルテーションに対応（間接介入）して直接のリハビリテーション担当者やほかの職種

表 4. 緩和ケアチームでリハビリテーション専門職に求められる役割と業務内容

〈主な役割〉

(1) ADL 障害による QOL 低下に対応する.
痛みが緩和できるような生活指導(例,姿勢の変換,移動,歩行,トイレ,更衣,食事),入浴ができるような支援.

(2) ADL の改善がなくとも,リハビリテーション介入で心理・社会的苦痛やスピリチュアル・ペインの緩和につなげる(例,一定時刻に訪問し,時間を共に過ごす関わりを継続することが「見捨てられ感」を緩和する).

(3) 「緩和リハビリテーションにできること(意義)」について,カンファレンスや勉強会において,緩和ケアチームや病棟スタッフへ情報提供を行う.

〈具体的な業務内容〉

(1) 患者への実技指導

① 直接指導(例,杖や歩行器などによる補助歩行,ベッドからの立ち上がり方や座り方をより安楽に行う方法,対麻痺での車椅子への移乗方法,斜面台を利用した廃用症候群の予防方法).

② 間接指導(例,担当看護師,家族などに上記での支援方法を教える).

(2) 症状に応じた目標設定

患者の ADL 予後予測をチーム医師・看護師からの情報,および診察結果から判断する.
ADL 予後は,機能回復期,機能維持期,機能低下期の 3 つの時期があり,それぞれ時期に応じて緩和ケアチームの目標としてメンバーと共有する.

① 機能回復期:ADL と QOL の向上を並行関係的に図る時期

② 機能維持期:ADL と QOL の維持を図る時期

③ 機能低下期:ADL 低下は避けられないが QOL の向上を期待できる時期

(3) 緩和リハビリテーションの心理的サポート

患者や家族の喜び,楽しみ,生きる意欲につながるよう,支持的なリハビリテーションを行う.会話とタッチングを通して患者・家族とのコミュニケーションを図る.

(4) ADL の維持,低下防止(いわゆる守りのリハビリテーション)

寝たきりで ADL 改善が見込めない状態の患者に対して,QOL を維持するリハビリテーションを提供する.残っている能力(例,寝がえり,手足を動かす)の保持を目指し,廃用症候群の進行を防止する.

(5) 除痛方法としてのリハビリテーション

痛みを増やさずに体動する方法と目標(例,ベッドサイドに座る,立ち上がる,トイレに行く)を患者に提案する.家族(介護者)に対しても,苦痛の少ない移動や介助方法を指導する.医療者や患者,家族に対しリハビリテーションの観点から見たリスク管理(例,転倒,激痛を回避するコツ)の情報提供を行う.

(6) 運動麻痺患者へのリハビリテーション

脊椎転移による対麻痺などの移動障害に対し,ベッド,洋式トイレ,車椅子の間を水平移動するアプローチを提示し,患者・家族(介護者)の負担軽減を図る(例,スライダーボード).

(7) 生活環境の工夫

• 基本的 ADL(例,歩行,トイレ,入浴)の改善については,生活環境を変えること(例,福祉用具・自助具の利用)で患者と家族の QOL 向上に寄与できる.必ずしも患者の能力向上を求めなくとも良い.

• 自宅療養への移行の際には,自宅の見取り図や事前訪問,写真での検討を行う.患者や家族の負担を軽減する専門的情報を提供する(例,手すりやスロープの設置,車椅子が入る幅の確保,ベッドの位置など).

(8) 転倒・骨折の事故を防ぐ

移動による荷重骨(例,脊椎や大腿骨など)の病的骨折,あるいは各種の原因によるふらつき(例,下肢筋力低下,浮腫,薬剤性:オピオイド,睡眠薬など)は,事故発生となり得る.
これらを予防する工夫や予測を提案する(例,歩行器,環境整備).

(9) リハビリテーションによる社会的苦痛の軽減効果

一定時刻に訪問し,一定時間のリハビリテーション(定時法)(可能ならばリハビリ室に移動)は,患者の全人的苦痛の 1 つである社会的痛みを緩和する可能性があるとされている.適応については,緩和ケアチームや病棟スタッフと話し合うことも必要ではあるが,効果自体の普及・啓発も必要である.

(文献 6 より抜粋,一部改変)

の相談に乗ることで,より多くの患者に良いケアを提供することが可能になる.前述の通り,現行の我が国の制度では緩和ケアチームにリハビリテーション専門職の参加は必須ではない.しかしながら,チーム内でリハビリテーション専門職に求められる役割・業務は多岐にわたり(**表 4**),本来ならばチームメンバーにリハビリテーション専門職を含めることが望ましい.

## さいごに

　ここまで，緩和医療におけるがんロコモの重要性や，その中でリハビリテーション治療が果たす意義について説明した．がん患者のQOLを考える時，がんロコモは必ず向き合わなければならない問題である．患者が最期まで自分らしく過ごすために，リハビリテーションスタッフには是非積極的に介入してほしい．

## 文　献

1) ロコモチャレンジ！推進協議会，日本リハビリテーション医学会監，チーム医療のためのがんロコモハンドブック，総合医学社，2021.
2) Ishiki H, et al：Prevalence of myofascial pain syndrome in patients with incurable cancer. *J Bodyw Mov Ther*, **22**(2)：328-332, 2018.
　Summary　東京大学医科学研究所緩和医療科で，根治不能がん患者34人を対象に行われた後ろ向きカルテレビュー．末期がん患者のMPS有病率を調査した初めての報告である．
3) Roldan CJ, Hu N：Myofascial Pain Syndromes in the Emergency Department：What are We Missing? *J Emerg Med*, **49**(6)：1004-1010, 2015.
　Summary　救急外来においてMPSを認識することの重要性を説いた論文だが，MPS好発部位や関連痛出現部位，推奨される治療についても説明されており，一読に値する．
4) 日本緩和医療学会：2023年度緩和ケアチーム登録(2022年度チーム活動)実施計画書，2022.
5) 厚生労働省：基本診療料の施設基準等及びその届出に関する手続きの取扱いについて(通知). 2022年3月4日，保医発0304第2号.
6) 日本緩和医療学会：緩和ケアチーム活動の手引き第2版，2013.
　Summary　緩和ケアチームで各職種に求められる役割，業務について，ピットフォールまで含めて読みやすくまとめられている．
7) 日本緩和医療学会：緩和ケアチーム活動の手引き(追補版)―緩和ケアチームメンバー職種別手引き―，2020.
8) ロコモ チャレンジ！推進協議会 がんロコモワーキンググループ編，整形外科医が今日から始めるがんロコモ―がん患者が「動けること」がいま求められている―，総合医学社，2019.
9) 大島和也ほか編著，がんでも歩こう！　―キャンサージャーニーを豊かにする運動のすすめ―，日経メディカル開発，2020.

## 第 35 回日本末梢神経学会学術集会

会　期：2024 年 9 月 6 日(金)，7 日(土)
会　場：鹿児島県医師会館
　　　　(〒 890-0053 鹿児島県鹿児島市中央町 8-1)
　　　　(現地参加のみ)
会　長：髙嶋　博(鹿児島大学大学院医歯学総合研究科
　　　　脳神経内科・老年病学 教授)
テーマ：末梢神経障害―真の原因を求めて―
演題募集期間：2024 年 2 月 6 日(火)～4 月 9 日(火)
海外招待講演：Raymond L. Rosales(University of
　　　　Santo Tomas Hospital)先生
教育講演，シンポジウム：末梢神経の画像診断，末梢神
　　　　経病理，慢性炎症性多発根ニューロパチーの新ガイド
　　　　ラインの概要，糖尿病性ニューロパチーの治療の
　　　　Tips，アミロイドーシスに対する遺伝子治療の進歩，
　　　　再生医療，日本で発見された末梢神経疾患，末梢神経
　　　　の手術の進歩，免疫ニューロパチー・ノドパチー，遺
　　　　伝性ニューロパチー，ほか

日本整形外科学会，日本神経学会，日本リハビリテー
ション医学会，日本手外科学会，日本形成外科学会，日
本臨床神経生理学会の専門医認定更新単位申請を予定し
ております．

詳細は HP にてお知らせいたします：
https://www.congre.co.jp/jpns2024/
**第 35 回日本末梢神経学会学術集会運営事務局：**
　　　　株式会社コングレ内
　　　　〒 810-0001　福岡市中央区天神 1-9-17-11F
　　　　TEL：092-718-3531　FAX：092-716-7143
　　　　E-mail：jpns2024@congre.co.jp

## 日本スポーツ整形外科学会 2024 (JSOA2024)

会　期：2024 年 9 月 12 日(木)～9 月 13 日(金)
会　場：早稲田大学　大隈記念講堂 早稲田キャンパス
　　　　〒 169-8050 新宿区西早稲田 1-6-1
　　　　リーガロイヤルホテル東京
　　　　〒 169-8613 東京都新宿区戸塚町 1-104-19
会　長：熊井 司(早稲田大学スポーツ科学学術院 教授)
　　　　金岡 恒治(早稲田大学スポーツ科学学術院 教授)
テーマ：「學」―スポーツ医科学の学び舎―
併　催：第 21 回日韓整形外科スポーツ医学会合同シン
　　　　ポジウム
　　　　2024 年 9 月 14 日(土)　大隈記念講堂
学会ホームページ：https://www.huddle-inc.jp/jsoa2024/
演題募集期間：2024 年 3 月中旬～4 月末(予定)
主催事務局：早稲田大学 スポーツ科学学術院
　　　　〒 359-1192 所沢市三ケ島 2-579-15
運営事務局：株式会社ハドル 内
　　　　〒 160-0022 東京都新宿区新宿 3 丁目 5-6
　　　　キュープラザ新宿 3 丁目 6F
　　　　TEL：03-6322-7972　　　FAX：03-6369-3140
　　　　E-mail：jsoa2024@huddle-inc.jp

## 第 6 回日本運動器 SHOCK WAVE 研究会学術集会 SHOCK WAVE JAPAN 2024

会　期：2024 年 9 月 22 日(日)　9：30～17：00
会　場：大崎ブライトコアホール
　　　　〒 141-0001 東京都品川区北品川 5 丁目 5-15
　　　　大崎ブライトコア 3F
会　長：高橋　憲正(医療法人社団紺整会 船橋整形外科
　　　　病院 スポーツ医学・関節センター)
テーマ：体外衝撃波治療のリアルワールドを追究する
学術集会 HP：http://josst.org/
演題募集期間：2024 年 4 月上旬～6 月末(予定)
主　催：日本運動器 SHOCK WAVE 研究会
運営事務局：株式会社ハドル 内
　　　　〒 160-0022 東京都新宿区新宿 3 丁目 5-6
　　　　キュープラザ新宿 3 丁目 6F
　　　　E-mail：josst2024@huddle-inc.jp

# FAX による注文・住所変更届け

改定：2024 年 1 月

　毎度ご購読いただきましてありがとうございます．

　読者の皆様方に弊社の本をより確実にお届けさせていただくために，FAX でのご注文・住所変更届けを受けつけております．この機会に是非ご利用ください．

## ◎ご利用方法

　FAX 専用注文書・住所変更届けは，そのまま切り離して FAX 用紙としてご利用ください．また，注文の場合手続き終了後，ご購入商品と郵便振替用紙を同封してお送りいたします．**代金が税込 5,000 円をこえる場合，代金引換便とさせて頂きます．**その他，申し込み・変更届けの方法は電話，郵便はがきも同様です．

## ◎代金引換について

　代金が税込 5,000 円をこえる場合，代金引換とさせて頂きます．配達員が商品をお届けした際に，現金またはクレジットカード・デビットカードにて代金を配達員にお支払い下さい(本の代金＋消費税＋送料)．(※年間定期購読と同時に 5,000 円をこえるご注文を頂いた場合は代金引換とはなりません．郵便振替用紙を同封して発送いたします．代金後払いという形になります．送料は，定期購読を含むご注文の場合は弊社が負担します)

## ◎年間定期購読のお申し込みについて

　年間定期購読は，1 年分を前金で頂いておりますため，代金引換とはなりません．郵便振替用紙を本と同封または別送いたします．送料弊社負担，また何月号からでもお申込み頂けます．

　毎年末，次年度定期購読のご案内をお送りいたしますので，定期購読更新のお手間が非常に少なく済みます．

## ◎住所変更届けについて

　年間購読をお申し込みされております方は，その期間中お届け先が変更します際，必ずご連絡下さいますようよろしくお願い致します．

## ◎取消，変更について

　取消，変更につきましては，お早めに FAX，お電話でお知らせ下さい．

　返品は，原則として受けつけておりませんが，返品の場合の郵送料はお客様負担とさせていただきます．その際は必ず弊社へご連絡ください．

## ◎ご送本について

　ご送本につきましては，ご注文がありましてから約 1 週間前後とみていただきたいと思います．

## ◎個人情報の利用目的

お客様から収集させていただいた個人情報，ご注文情報は本サービスを提供する目的(本の発送，ご注文内容の確認，問い合わせに対しての回答等)以外には利用することはございません．

　その他，ご不明な点は弊社までご連絡ください．

株式会社　全日本病院出版会　〒113-0033 東京都文京区本郷 3-16-4-7F　電話 03(5689)5989　FAX03(5689)8030　郵便振替口座 00160-9-58753

# FAX 専用注文書 リハ 2407

年　月　日

| ○印 | Monthly Book Medical Rehabilitation | | 定価(消費税込み) | 冊数 |
|---|---|---|---|---|
| | 2024 年____月〜12 月定期購読(送料弊社負担) | | | |
| | MB Med Reha No. 300 | 膝スポーツ障害・外傷のリハビリテーション診療<br>実践マニュアル 増大号 | 4,400 円 | |
| | MB Med Reha No. 293 | リハビリテーション医療の現場で役立つくすりの知識 増大号 | 4,400 円 | |
| | MB Med Reha No. 289 | リハビリテーション診療に必要な動作解析 増刊号 | 5,500 円 | |
| | MB Med Reha No. 280 | 運動器の新しい治療法とリハビリテーション診療 増大号 | 4,400 円 | |
| | MB Med Reha No. 276 | 回復期リハビリテーション病棟における<br>疾患・障害管理のコツ Q&A—困ること，対処法— 増刊号 | 5,500 円 | |
| | MB Med Reha No. 269 | 種目別スポーツ　リハビリテーション診療<br>—医師の考え方・セラピストのアプローチ— 増大号 | 4,400 円 | |
| | バックナンバー(号数と冊数をご記入ください) | | | |

| ○印 | Monthly Book Orthopaedics | | 定価(消費税込み) | 冊数 |
|---|---|---|---|---|
| | 2024 年____月〜12 月定期購読(送料弊社負担) | | | |
| | MB Orthopaedics Vol. 37 No. 5 | 医師とセラピストをつなぐ<br>スポーツエコー活用 web 動画付 増大号 | 6,270 円 | |
| | MB Orthopaedics Vol. 36 No. 10 | 整形外科外来 Red Flags 2023 増刊号 | 6,600 円 | |
| | バックナンバー(巻数号数と冊数をご記入ください 例：36-12 など) | | | |

| ○印 | 書籍 | 定価(消費税込み) | 冊数 |
|---|---|---|---|
| | 運動器臨床解剖学—チーム秋田の「メゾ解剖学」基本講座—改訂第 2 版 | 6,490 円 | |
| | 輝生会がおくる！リハビリテーションチーム研修テキスト—チームアプローチの真髄を理解する— | 3,850 円 | |
| | 四季を楽しむ　ビジュアル嚥下食レシピ | 3,960 円 | |
| | 優投生塾 投球障害攻略マスターガイド【Web 動画付き】 | 7,480 円 | |
| | 足の総合病院・下北沢病院がおくる！<br>ポケット判 主訴から引く足のプライマリケアマニュアル | 6,380 円 | |
| | 外傷エコー診療のすすめ【Web 動画付】 | 8,800 円 | |
| | 明日の足診療シリーズⅣ　足の外傷・絞扼性神経障害、糖尿病足の診かた | 8,690 円 | |
| | 明日の足診療シリーズⅢ　足のスポーツ外傷・障害の診かた | 9,350 円 | |
| | 明日の足診療シリーズⅡ　足の腫瘍性病変・小児疾患の診かた | 9,900 円 | |
| | 明日の足診療シリーズⅠ　足の変性疾患・後天性変形の診かた | 9,350 円 | |
| | 足関節ねんざ症候群—足くびのねんざを正しく理解する書— | 6,050 円 | |
| | 睡眠環境学入門 | 3,850 円 | |
| | 健康・医療・福祉のための睡眠検定ハンドブック up to date | 4,950 円 | |
| | 小児の睡眠呼吸障害マニュアル第 2 版 | 7,920 円 | |

| お名前 | フリガナ | | 診療科 |
|---|---|---|---|
| | | ㊞ | |

| ご送付先 | 〒　　　－<br><br>□自宅　　□お勤め先 |
|---|---|

電話番号　　　　　　　　　　　　　　　　　　　　　　　□自宅<br>　　　　　　　　　　　　　　　　　　　　　　　　　　　□お勤め先

バックナンバー・書籍合計
5,000 円以上のご注文
は代金引換発送になります

―お問い合わせ先―
㈱全日本病院出版会営業部
電話 03(5689)5989

FAX 03(5689)8030

年　　　月　　　日

# 住 所 変 更 届 け

| お 名 前 | フリガナ | |
| --- | --- | --- |
| お客様番号 | | 毎回お送りしています封筒のお名前の右上に印字されております8ケタの番号をご記入下さい。 |
| 新お届け先 | 〒　　　　　　都 道<br>　　　　　　府 県 | |
| 新電話番号 | （　　　　　） | |
| 変更日付 | 年　　月　　日より | 月号より |
| 旧お届け先 | 〒 | |

※ 年間購読を注文されております雑誌・書籍名に✓を付けて下さい。

- ☐ Monthly Book Orthopaedics（月刊誌）
- ☐ Monthly Book Derma.（月刊誌）
- ☐ Monthly Book Medical Rehabilitation（月刊誌）
- ☐ Monthly Book ENTONI（月刊誌）
- ☐ PEPARS（月刊誌）
- ☐ Monthly Book OCULISTA（月刊誌）

# MEDICAL REHABILITATION

## バックナンバー一覧

各号定価 2,750 円(本体 2,500 円＋税)．（増刊・増大号を除く）
在庫僅少品もございます．品切の場合はご容赦ください．
（2024 年 6 月現在）

掲載されていないバックナンバーにつきまし
ては，弊社ホームページ（www.zenniti.com）
をご覧下さい．

---

**2024 年 年間購読 受付中！**
年間購読料 40,150 円(消費税込)(送料弊社負担)
（通常号 11 冊＋増大号 1 冊＋増刊号 1 冊：合計 13 冊）

click

| 全日本病院出版会 | 検索 |

次号予告

## 咀嚼・嚥下機能の評価と
## トラブルシューティング
## ―窒息・誤嚥性肺炎の危機管理―

### No. 303（2024 年 8 月号）

編集／藤田医科大学准教授　　　　　柴田斉子

**咀嚼嚥下連関**
プロセスモデル………………柴田　斉子
舌の機能………………………堀　　一浩ほか
咀嚼と嚥下の制御メカニズム……辻村　恭憲
誤嚥性肺炎に関わる基礎知識……岡崎　達馬
窒息・誤嚥性肺炎の危機管理……五十嵐　豊
**窒息の予防と対応**
口腔機能の評価と食形態の選択
………………………………吉田　光由
**窒息・誤嚥性肺炎の予防と対応**
評価システムと多職種連携……永田　智子
**摂食嚥下障害の治療**
呼吸理学療法…………………俵　　祐一
姿勢調整の効果………………矢野　実郎
栄養管理とレジスタンストレーニング
………………………………福岡　達之

# Monthly Book Medical Rehabilitation　No. 302

2024 年 7 月 15 日発行（毎月 1 回 15 日発行）
定価は表紙に表示してあります.
Printed in Japan

発行者　末　定　広　光
発行所　株式会社　全日本病院出版会
〒 113-0033 東京都文京区本郷 3 丁目 16 番 4 号 7 階
電話（03）5689-5989　Fax（03）5689-8030
郵便振替口座 00160-9-58753

印刷・製本　三報社印刷株式会社　　電話（03）3637-0005
広告取扱店　株式会社文京メディカル　電話（03）3817-8036

© ZEN・NIHONBYOIN・SHUPPANKAI, 2024